근육운동가이드
스포츠 트레이닝

근육운동가이드
스포츠 트레이닝

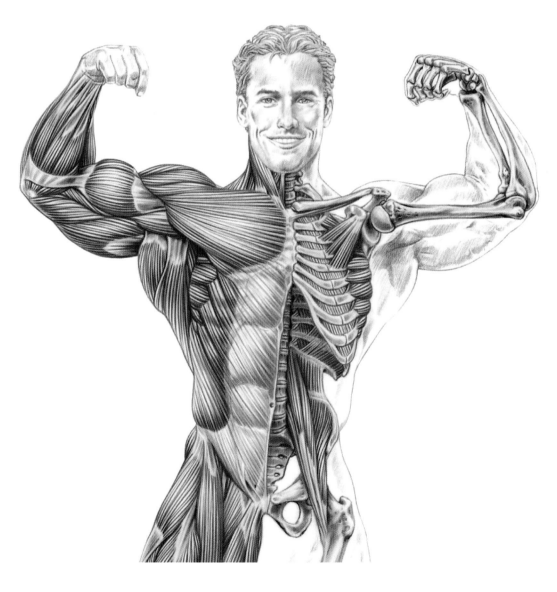

삼호미디어
samho MEDIA

근육운동가이드 스포츠 트레이닝을
집필한 이유는 무엇인가?

스포츠 기능을 향상시키기 위한 트레이닝 서적은 이미 시중에 많다. 그렇다면 본서만의 차별점은 무엇일까? 일단 다른 서적들은 모든 운동선수의 해부학적 구조와 체형이 똑같다고 가정하는데, 물론 인간으로 태어났다는 점은 다 똑같겠지만 해부학적 구조와 체형은 선수마다 큰 차이가 있다. 본서는 기존의 '다목적' 해부학에서 벗어나 사람마다 해부학적으로 어떤 차이가 있는지에 초점을 맞췄다. 또한 이런 차이가 운동 수행에 어떤 영향을 미치는지 분석해서, 각자에게 맞는 근육 트레이닝 프로그램을 짤 수 있도록 해법까지 제안한다.

일단은 종목별 엘리트 운동선수들의 체형적 특징을 분석할 것이다. 그리고 자신의 해부학적 특징을 엘리트 선수들과 대조해서 유사점과 차이점을 찾아내는 방법을 배워볼 것이다. 이렇게 다양한 해부학적 구조와 체형을 분석하다 보면 다음과 같은 정보를 얻을 수 있다:

❶ 자신의 신체 구조에 맞게 운동 동작을 수행하는 법. 수행하는 동작에 따라 동원되는 근육도 달라지기 때문에 자신의 체형이 근육 동원에 어떤 영향을 미치는지를 반드시 숙지해야 한다. 각각의 동작을 수행할 때 어떤 근육이 사용되는지 이해한 후 자신에게 맞춘 근육 트레이닝 프로그램으로 해당 근육을 강화해야 한다.

❷ 강점과 약점. 근육 트레이닝은 자신의 약점을 강화하는데 초점을 맞춰야 한다.

❸ 부상 위험. 부상 위험은 개인의 해부학적 구조와 신체 동작에 따라 달라진다.

❹ 부상 취약도. 요통을 자주 호소하는 사람이 있는가 하면 무릎이 자주 아픈 사람도 있다. 이럴 때도 역시 자신의 몸을 분석해서 부상 위험을 최소화할 수 있는 근육 트레이닝 프로그램을 실시해야 한다.

근육 트레이닝은 항상 해야 한다

운동선수는 오직 근육 강화를 위해서만 근육 트레이닝을 해선 안 된다. 근육 운동 중엔 본격적인 트레이닝을 하기 전에 몸을 풀기 좋은 운동도 있다. 이런 운동을 하면 근력과 지구력을 극대화하고 부상 위험을 줄일 수 있다. 일반적인 웜업을 하기 전에 이런 운동을 실시해서 어깨나 고관절 회전근과 같이 부상에 취약한 부위들을 풀어주자. 또한 운동을 마치고 집에 오면 회복에 좋은 근육 운동을 실시하자. 이렇게 근육, 허리, 힘줄, 인대의 회복을 촉진하면 더 빨리 다음 운동을 할 수 있고, 부상 위험도 줄일 수 있다.

다양한 운동을 활용하자

헬스클럽에서 전문 도구를 사용해 실시하는 운동도 물론 중요하지만, 이런 운동은 근육 트레이닝 프로그램의 일부분일 뿐이다. 근육 운동은 집에서도 해야 한다. 이 책에서는 헬스클럽뿐만 아니라 집에서도 근육을 키울 수 있도록 다양한 변형 운동을 첨부했다. 그중에서 웜업이나 회복 운동은 수건이나 저항 밴드만 있어도 할 수 있다. 근육 운동은 크게 웜업 운동, 근육 강화 운동, 회복 운동 3가지로 나뉜다. 이 3가지 운동의 차이점은 운동 강도와 양이다.

시즌 준비를 돕는 근육 트레이닝

운동선수 중엔 여러 종목을 같이 뛰는 사람이 많다. 스키나 서핑 같은 계절 스포츠를 하는 선수들이 대표적이다. 이런 선수는 시즌에 대비한 고강도 체력 훈련을 꼭 해야 한다. 그래야 시즌 초반부터 최고의 성적을 낼 수 있고, 컨디션 저하나 부상도 막을 수 있다.

지도자를 위한 가이드북

본서는 다양한 종목의 스포츠 선수를 지도하는 지도자들을 위한 책이기도 하다. 지도자 중엔 보디빌더가 하는 운동이나 프로그램, 강도 증가 테크닉을 그대로 가져다 쓰는 사람이 많다. 뒤에서 설명하겠지만 보디빌더를 위한 트레이닝 프로그램과 운동선수를 위한 트레이닝 프로그램엔 큰 차이가 있기 때문에 이러한 사항을 반드시 고려해서 훈련을 실시해야 한다.

CONTENTS | 차례

PART 02 스포츠에 도움이 되는 운동들

PART 03 종목별 트레이닝 프로그램

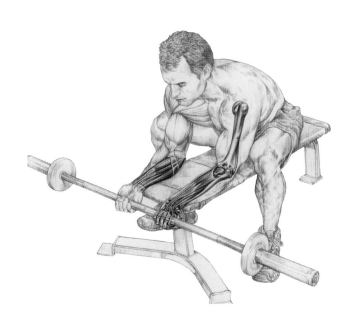

PREPARATION FOR EXERCISE

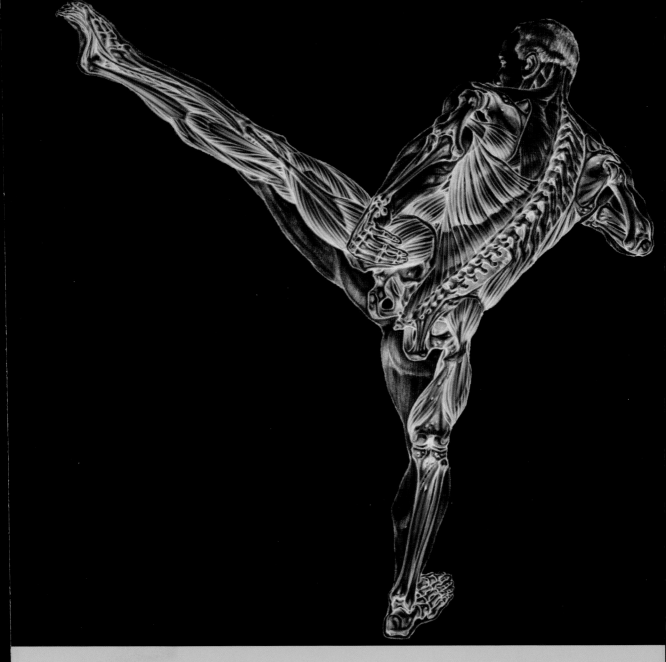

PART 01

종목별 기본적인
근육 트레이닝 원칙

달리기 종목

넓적다리를 트레이닝해서 더 빨리 달리자

달리기는 다양한 스포츠의 근간이 되는 운동이므로 해당 능력을 향상시키는 것은 중요하다. 그렇다면 근육 트레이닝을 어떻게 해야 더 빨리 달릴 수 있을까? 또한 근육 트레이닝으로 힘과 폭발력, 지구력을 키워서 운동 수행 능력을 향상시키려면 어떻게 해야 할까?

근육 트레이닝을 하면 달리는 속도가 빨라질 뿐만 아니라 부상의 위험도 줄일 수 있다. 이미 통증을 느끼고 있다면 통증이 느껴지는 지점을 분석해 부상에 취약한 부위를 찾아내어, 이런 부위가 외부 자극을 더 잘 견딜 수 있도록 회복과 근육 강화에 초점을 맞춰서 운동해야 한다.

어떤 근육부터 운동해야 할지 알고 싶다면 자신의 달리기 스타일부터 분석해 보자. 통념과 달리 사람들은 달릴 때 저마다 다른 방식으로 근육을 사용하는데, 이러한 차이는 근육의 형태를 통해 드러난다. 각자에게 맞는 근육 트레이닝 프로그램에 대한 내용은 뒤에서 더 자세히 다루겠다.

근육 트레이닝을 어떻게 해야 할까?

일단 달리기를 잘하려면 많이 달려봐야 한다. 또한 근육 트레이닝으로 넓적다리 근력을 키우면 완주 시간이 단축된다는 역학적인 연구 결과도 있다.

근육 트레이닝에 들이는 시간을 최소화하면서 운동 효과를 극대화하려면 달리기 선수들이 가장 많이 쓰는 근육에 집중해야 하는데, 특히 그중에서도 자신의 가장 약한 근육군을 집중해서 강화해야 한다. 예를 들어 무릎을 위로 차는 힘이 부족하다면 고관절 굴곡근에 초점을 맞춰 근육 트레이닝을 하고, 달리는 자세가 불안정하다면 고관절과 골반 주변의 안정근에 초점을 맞춰 근육 트레이닝을 해야 한다는 것이다.

근육 트레이닝이 전체적인 운동량에 미치는 영향은?

그렇다면 근육 트레이닝을 기존의 달리기 프로그램에 그냥 추가하기만 하면 될까? 아니면 달리는 시간을 줄이고 근육 트레이닝에 쓰는 시간을 늘려야 할까?

이들 전략엔 각각 장단점이 있어 어느 하나가 정답이 될 수는 없다. 이어서 설명하는 장단점을 보고 자신에게 잘 맞는 프로그램을 짜도록 하자.

■ 운동량을 늘려 기존 프로그램에 추가하는 방식의 장점

▶ 가장 단순한 방법이다. 달리는 양을 얼마나 줄일지 정하는 건 쉽지 않은데, 이 방법을 쓰면 그런 고민을 안 해도 된다.

▶ 이렇게 운동하다 보면 한 단계 성장해서 트레이닝 양이 저절로 늘어난다.

■ 운동량을 이전과 똑같이 유지하는 방식의 장점

▶ 트레이닝 시간이 부족한 사람에게 적합한 방법이다. 달리는 시간을 줄이면 근육 과사용 부상 위험이 줄어들고 회복도 수월하다.

▶ 시즌 사이의 휴식기엔 달리는 시간을 줄이고, 근육 트레이닝 양을 늘린다. 시즌 기간에는 근육 트레이닝 양을 줄이고 달리는 시간을 늘린다. 이처럼 휴식기에 근육 트레이닝을 해두면 시즌 때는 주당 한 번씩만 해도 근육을 유지할 수 있다.

이 중에 어떤 방법을 선택해도 좋다. 당신의 체형과 생리학적 구조에 가장 잘 맞는 운동과 트레이닝 프로그램을 제공해 주겠다. 그대로만 따라 하면 근육 트레이닝을 많이 하지 않고도 최상의 결과를 얻을 수 있을 것이다.

근육 트레이닝을 하면 왜 달리는 속도가 빨라질까?

근육 트레이닝을 하면 크게 6가지의 효능이 달리기 능력과 시너지 효과를 낸다. 각각의 효능에 대해 알아보자.

❶ 근육 트레이닝을 하면 통증으로부터 몸을 보호할 수 있다

근육 트레이닝을 처음 하는 사람은 곧 근육통을 느끼게 되는데, 이는 운동 수행에 방해가 되며 이를 해소하려면 많은 시간이 필요하다. 하지만 계속 트레이닝을 거듭하면 근육이 통증에 '면역'이 생겨 근육통의 강도가 점점 약해진다. 통증에 대한 면역은 정말 빨리 생긴다. 심지어 근육 트레이닝이 근육이나 신경에 긍정적인 영향을 미치기도 전에 생긴다.

운동선수는 통증에 면역이 있으면 좋다. 평소 스포츠를 하다가 생긴 근육통 때문에 회복이 더딘 사람이 근육 트레이닝을 정기적으로 하면 근육통의 빈도와 강도가 감소하고, 이후에는 점점 트레이닝 사이의 회복이 촉진되어 다음 트레이닝을 더 빨리 할 수 있게 된다. 이러한 면역 효과는 스키나 서핑 같은 계절 스포츠를 하는 선수에게 특히 더 중요하다.

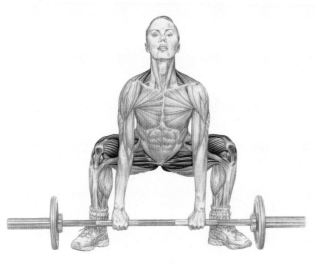

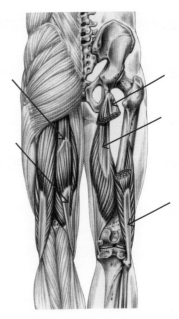

▲ 의사들이 허들 종목 선수를 관찰한 결과, 데드리프트를 잘하는 선수일수록 많이 뛰어도 다칠 위험이 적었다. 반면에 근육이 약한 선수는 부상 빈도가 그만큼 높았다.

▲ 슬굴곡근의 근건 결합부는 그림에서 보이는 것처럼 여러 곳이며, 넓게 퍼져 있다. 그래서 파열도 그만큼 잘된다.

❷ 근육 트레이닝을 하면 스포츠 부상이 예방된다

근육 트레이닝의 최우선 목표는 신체를 강화하는 것이다. 근육 트레이닝을 정기적으로 하는 운동선수는 경기 중에 부상을 당하는 빈도가 30–50% 감소했는데, 스트레칭만 해서는 이와 같은 부상 방지 효과를 볼 수가 없다. 다양한 부상 방지법은 뒤에서 자세히 다루겠다.

▪ 부상에 취약한 부위를 강화해 준다

모든 근육의 중심부엔 근육과 힘줄이 만나는 커다란 취약 부위가 있는데, 이곳을 근건 결합부 (myotendinous junction)라고 한다. 이곳은 손상되거나 찢어질 위험이 가장 큰 부위다. 그런데 근육 트레이닝을 하면 바로 이 부위가 강화된다는 연구 결과가 있다. 예를 들어 슬굴곡근을 자주 다치는 사람이라면 여기에 초점을 맞춘 근육 트레이닝 프로그램을 실시해서 문제를 바로잡을 수 있다는 것이다.

▪ 힘의 균형을 되찾아 준다

운동을 하다 보면 신체 좌우 힘의 불균형이 생기는데, 이는 수준급 운동선수에게도 자주 나타나 운동 수행 능력을 떨어뜨리고 부상을 유발한다. 근육 트레이닝을 하면 이러한 힘의 불균형도 바로잡을 수 있다. 동심성 수축(근육이 짧아지는)과 편심성 수축(근육이 늘어나는)의 힘의 균형이 맞지 않아도 운동 수행 능력이 떨어진다. 이 경우에는 근육을 무리해서 늘이다가(예를 들면 투수가 공을 던지려고 팔을 앞으로 뻗어 흉근이 당겨질 때)과도한 긴장과 운동 속도로 인해 부상을 당할 수 있다. 또한 평소 운동량이 적은 사람은 신장성 수축을 할 때 수축하는 힘에 한계가 있는데, 근육 트레이닝을 하면 이러한 한계를 극복할 수 있고, 동심성 수축과 편심성 수축의 힘의 균형을 맞춰 부상도 예방할 수 있다.

■ 더 잘 달릴 수 있게 된다

지구력이 필요한 장거리달리기 선수가 달리기만으로 충분히 강화하기 힘든 근육을 48주 동안, 매주 한 번씩 근육 트레이닝으로 강화하자 달리기만 했을 때보다 테크닉이 더 빠르게 향상됐다. 근력이 향상되어 무릎과 고관절의 자세가 개선되자 달릴 때 부상 위험도 크게 감소했고, 피로가 쌓여도 달리는 자세가 쉽게 흐트러지지 않았다.

부상은 단순한 육체적 고통이 아니다

운동선수는 부상을 당했을 때 일반인보다 우울증에 잘 걸린다. 운동선수에게 부상이란 단순한 육체적 고통이 아니다. 부상을 당하면 트레이닝까지 영향을 받기 때문에 정신적으로도 괴롭고, 삶의 질까지 떨어진다. 부상이 심할수록 우울증도 심해지므로 운동선수라면 부상 예방에 최선을 다해야 한다.

❸ 근육 트레이닝을 하면 힘이 전달되는 속도가 빨라진다

달릴 때 발이 땅에 닿는 시간은 정말 짧다. 그래서 그 짧은 시간 안에 힘을 최대한 강하게 전달해야 하는데, 이를 좌우하는 것이 근육의 '힘 발생 속도(RFD, rate of force development)'다. 따라서 더 빨리 달리려면 근육의 최대 근력과 근육의 힘 발생 속도를 향상시켜야 하고, 이를 위해 근육 트레이닝을 해야 한다.

■ RFD

단거리달리기를 할 때 발이 땅에 닿는 시간은 100분의 1초도 안 된다. 근육이 최대 근력을 발휘하려면 600~900밀리초가 필요하므로, 이에 비해 정말 짧은 시간이라는 걸 알 수 있다.

평소 운동량이 적은 사람은 50밀리초에 최대 근력의 15%를 동원할 수 있지만 훈련받은 운동선수는 26%를 동원할 수 있다. 이는 두 사람의 RFD가 다르기 때문이다. 운동 챔피언의 RFD는 일반인보다 2배는 빠른데, 이는 신경계(유전자)에 좌우되긴 하지만 트레이닝, 특히 근육 트레이닝을 하면 얼마든지 향상시킬 수 있다.

발이 땅에 닿을 때 최대 근력의 15%만 전달되는 사람도 최대 근력을 키우면 힘을 더 효과적으로 전달할 수 있다. 최대 근력이 50kg에서 100kg으로 증가하면 RFD가 좋지 않더라도 전보다 2배는 힘차게 달릴 수 있다는 것이다. 물론 가장 이상적인 건 최대 근력과 RFD를 모두 향상시키는 것이다. 운동 초보자가 세트당 3~10회를 반복할 수 있는 중량으로 14주 동안 근육 트레이닝을 하자 RFD가 다음과 같이 개선됐다.

▶ 50밀리초보다 짧게 수축할 때는 23%

▶ 이후 100-200밀리초 동안 17%

또한 최대 근력도 16% 증가했다.

■ 근육 트레이닝과 달리기의 시너지 효과

달리기를 잘하려면 발이 땅에 닿는 시간을 최소화해야 한다. 달리기 선수들의 근육은 발이 땅에 닿기 전에 미리 수축되어 근육과 힘줄을 안정시키는데, 이처럼 근육이 미리 수축되면 발이 땅에 닿았을 때 더 많은 근력을 끌어낼 수 있다. 달리기 선수들은 이러한 능력을 발달시키기 위해 근육 트레이닝보다 스프린트 트레이닝과 플라이오메트릭(예: 점핑 런지)을 주로 한다. 하지만 근육 트레이닝을 병행하면 달리기만 했을 때보다 근력이 더 많이 향상되므로, 같이 해주는 것이 좋다.

❹ 근육 트레이닝을 하면 고유 수용 감각이 발달한다

근육 트레이닝을 정기적으로 실시해서 몸을 강화하면 뇌와 신경계가 근육을 더 잘 통제한다. 근육 트레이닝을 처음 할 때는 몸이 제멋대로 움직이지만, 시간이 흐를수록 동작이 매끄러워지고 자극을 잘 느낄 수 있는 이유도 이 때문이다. 이처럼 근육을 더 잘 통제할 수 있게 돕는 감각을 고유 수용 감각이라고 한다.

학자들의 연구에 따르면 고유 수용 감각이 떨어지는 사람은 운동 동작이 비효율적이고, 부상 위험도 높았다. 운동 중에 근육의 위치를 잡느라 애를 먹다 보니 팔다리의 자세가 어색해져서 동작의 효율이 떨어지고, 부상에도 쉽게 노출되는 것이다. 또한 특정 상황에서 뇌가 근육에 어느 정도의 힘을 보내야 할지도 잘 판단하지 못했다.

특정 스포츠를 꾸준히 하기만 해도 고유 수용 감각을 향상시킬 수 있다. 하지만 여기에 근육 트레이닝을 병행하면 감각이 더 빠르게 향상된다. 운동하다가 부상을 당하면 고유 수용 감각이 크게 떨어지기 때문에 한 번 다쳤던 근육이나 힘줄은 계속해서 다치게 된다. 부상 하나가 눈덩이처럼 커져서 다른 부상을 유발한다는 연구 결과도 있다. 예를 들어 한쪽 무릎을 다치면 반대쪽 무릎도 다칠 확률이 높다는 것 등인데, 이러한 악순환을 끊으려면 근육 트레이닝을 해야 한다.

❺ 근육 트레이닝을 하면 달리기 효율과 지구력이 향상된다

장거리달리기를 할 때는 지구력에 더해 고려해야 할 사항이 하나 더 있는데, 이는 바로 한 걸음을 내디딜 때마다 소모되는 에너지의 양이다. 근육 트레이닝을 하면 소모되는 에너지가 적어 더 빠르고 오래 달릴 수 있다(오른쪽 상단의 '달리기 효율' 참고).

달리기 효율

차는 100km를 달릴 때 필요한 연료가 얼마인지 정확히 알 수 있으며, 이는 각 차량의 연료 효율에 따라 다르게 나타난다. 달리기 선수도 이와 마찬가지로 특정 거리를 달릴 때 필요한 에너지의 양이 선수마다 다르게 나타난다. 왜 이런 차이가 발생하는 걸까?

운동 초보자의 지구력은 주로 최대 산소 섭취량을 통해 가늠하지만 수준 높은 운동선수는 그러기 쉽지 않으므로, 이때는 달리기 효율을 봐야 한다. 장거리달리기 주자의 성적을 예측하기 위해 가장 먼저 봐야 하는 변수가 바로 달리기 효율이다. 달리기 효율이 뛰어날수록 좋은 성적을 거둘 확률이 높다.

종목별 맞춤 훈련만 하는 사람과 근육 트레이닝을 병행하는 사람은 바로 이 부분에서 차이가 난다. 근육 트레이닝을 하면 근육과 신경계의 효율이 향상되고, 몸의 에너지가 더 잘 보존된다. 이처럼 '절약한 에너지'로 더 빠르고 오래 달릴 수 있는 것이다.

근육 트레이닝으로 넓적다리와 종아리를 강화하여 근육과 힘줄의 탄성을 활용해서 달리면 속도가 빨라질 뿐만 아니라 수의적 수축의 힘만으로 달릴 때보다 에너지도 절약된다.

또한 근육 트레이닝을 하면 근육이 단단해져서 땅을 박차고 나가는 힘도 세지는데, 이는 공이 바닥에서 튀어오르는 원리와 같다. 바람이 빠져서 물렁한 공을 바닥에 던지면 납작해져서 지면과 접촉하는 시간이 늘어나고, 높이 튀어오르지도 못한다. 반면에 바람을 넣어 팽팽해진 공은 바닥에 던져도 납작해지지 않기 때문에 지면과 접촉하는 시간이 적고, 높이 튀어오른다. 근육 트레이닝을 하는 것은 공에 바람을 넣는 것과 같다. 이처럼 넓적다리와 종아리의 근육과 힘줄을 단단하게 강화하면 땅을 더 세게 박찰 수 있고, 에너지를 절약할 수 있으며 지면과의 마찰도 감소하게 된다.

■ 근육 트레이닝이 달리기 효율과 지구력에 미치는 영향

근육 트레이닝이 장거리달리기에 미치는 긍정적인 영향이 세상에 처음 알려진 건 1999년에 발표된 파볼라이넨의 논문을 통해서다. 그때까지만 하더라도 사람들은 지구력 트레이닝과 근육 트레이닝을 병행하면 많은 문제가 발생한다고 믿었다. 수준급 운동선수일지라도 지구력 트레이닝을 하면 근육 성장이 둔화되고, 근육 트레이닝을 하면 지구력이 감퇴한다는 것이 통념이었다.

레나 파볼라이넨(Leena Paavolainen)은 수준급 운동선수도 몇 년간 고강도 지구력 트레이닝만 하면 결국 정체기에 도달한다는 사실에 주목해 새로운 가설을 제시했다. 즉 근육 트레이닝을 하면 생리학적 한계를 극복하여 지구력 발달의 정체기(달리기 효율을 특정 수준 이상으로 향상시키지 못하는 것)에서 탈출할 수 있다는 것이다. 그녀는 이 가설을 검증하기 위해 수준급 장거리달리기 선수들을 모집했다. 그리고 비시즌에 9주 동안 시간을 내서, 달리는 양을 32% 줄이는 대신 근육 트레이닝을 하도록 했다. 9주 후 측정해 보니 근육 트레이닝을 한 그룹은 5,000m 완주에 걸리는 시간이 3.1% 감소했고, 달리기 효율도 8% 이상 향상됐다. 반면 달리기 훈련만 한 그룹은 기록이 대부분 나빠졌다.

이 논문에 따르면 피험자의 달리기 효율은 최소 2%에서 최대 8%까지 향상됐다. 피험자가 실시한 근육 트레이닝의 유형, 운동 시간, 그리고 늘어난 근육 운동량에 피험자가 어떻게 반응하는지에 따라 달리기 효율 향상에 차이가 있었다. 이와 관련된 사례를 하나 더 소개하겠다. 1,500-10,000m 달리기 선수들을 두 그룹으로 나누어 40주 동안 달리기 훈련을 실시하였는데, 첫 번째 그룹에게는 달리기 훈련을 하면서 매주 2번씩, 1시간 동안 근육 트레이닝 프로그램을 실시하도록 했다. 그리고 두 번째 그룹에게는 첫 번째 그룹과 달리기 훈련만 똑같이 실시하도록 지시했다. 처음 20주 트레이닝은 비시즌 동안 진행했고, 이후 20주는 시즌 동안 진행했다.

그 결과, 근육 트레이닝을 한 그룹은 하지 않은 그룹에 비해 달리기 효율이 3.5% 더 향상됐고, 처음 20주 동안은 달리기 효율이 4.8%나 향상되는 빠른 성과를 거뒀다. 또한 근력이 향상되고(+1%), 탄성에너지의 전달 속도도 빨라져서(+4%) 처음 20주 동안은 최대 산소 섭취량이 3.5% 증가하고, 40주에 걸쳐 총 4% 증가했다.

달리기 효율에 더해 지구력이 향상된 사례도 있다. 8주 동안 근육 트레이닝으로 넓적다리를 강화하자 최대 근력의 70%를 발휘하기 위해 필요한 운동 단위의 수가 16% 감소했다. 이처럼 동원되는 근섬유가 감소하자 지구력이 눈에 띄게 향상됐다. 즉 결과적으로, 근육 트레이닝을 하면 달리기 효율과 근력, 지구력 향상 등 긍정적인 효과가 많다는 것을 알 수 있다.

❻ 회복에 초점을 맞춘 근육 트레이닝을 하면 트레이닝 사이의 회복이 빨라진다

일반적으로 운동 능력이 발달할수록 근육 트레이닝의 양을 줄여야 한다고 알고 있다. 하지만 이게 꼭 맞다고만 볼 수는 없다. 근육 트레이닝은 근력과 순발력, 지구력을 키우기 위해서만 하는 것이 아니라, 격렬한 운동을 마치고 난 후에 신체의 회복을 돕기 위해서도 하기 때문이다. 실제로 회복에 초점을 맞춘 근육 트레이닝을 하면 근육과 힘줄, 관절의 재생이 촉진되어 회복이 빨라진다.

회복의 관점에서 보면, 실력이 뛰어난 운동선수일수록 회복을 돕는 근육 트레이닝의 양을 늘려야 한다. 이 책의 마지막 장(159쪽의 '종목별 트레이닝 프로그램' 참고)에서 설명하겠지만, 근력이나 순발력을 키우기 위한 근육 트레이닝과 회복을 돕는 근육 트레이닝엔 큰 차이가 있다. 하지만 운동 능력이 뛰어나고, 신체 활동량이 많을 경우(예를 들면 시즌 직전)에는 경기력을 극대화해야 하므로 격렬한 근육 트레이닝을 과도하게 하지 않는 것이 좋다.

■ 장기적 효과

근육 트레이닝을 정기적으로 실시하면 처음엔 그 효과가 더디게 나타나지만, 시간이 지나면 시즌 중에도 도움을 받을 수 있다. 근육 트레이닝의 효과는 웨이트 트레이닝을 완전히 중단하더라도 몇 주 동안 지속되기 때문이다. 6주 동안 근육 트레이닝을 해서 얻은 근력은 트레이닝을 중단하더라도 4주 동안 유지된다는 연구 결과도 있다. 또한 지구력 트레이닝의 효과도 최소 5주는 지속되기 때문에 시즌 중에 따로 운동을 하지 못해도 도움을 받을 수 있다.

일단 근육을 발달시켜 놓으면 처음에 들인 노력의 반만 들이고도 장기간 유지할 수 있다. 매주 근육 트레이닝을 한 선수는 시즌 중에도 근력이 7%씩 증가했지만, 하지 않은 선수는 8%씩 감소했다.

결론

근육 트레이닝을 하면 근육의 질과 모든 유형의 운동 수행 능력이 향상되는데, 스포츠만 해서는 이러한 결과를 기대하기 어렵다. 따라서 짧은 시간에 폭발적인 최대 근력을 요하는 운동이든, 지구력이 필요한 스포츠든, 그 사이에 존재하는 어떠한 유형의 운동이든, 근육 트레이닝은 도움이 된다.

근육 트레이닝을 얼마나 빨리 진행시켜야 할까?

쉽게 판단하기 힘든 문제다. 근육 트레이닝의 효과가 나타나는 속도는 사람마다 다르지만, 일단 첫 근육통이 가라앉고 나면 비교적 빠른 속도로 근육이 성장하기 시작한다. 운동 챔피언일지라도 안 하던 근육 트레이닝을 하면 신경계가 잠에서 깨어난다. 평소보다 높은 강도로 근육을 자극하면 뇌가 신경망을 빠르게 재편해서 높아진 운동 강도에 적응하게 하지만, 부상 방지 효과는 좀 더디게 나타난다. 근육과 힘줄 조직을 완전히 재편하려면 시간이 필요하기 때문에 몇 주가 걸릴 수도 있다. 이 재편 과정은 신경계 재편 과정보다 더 꼼꼼하게 진행되고, 특히 처음 몇 번의 트레이닝을 마쳤을 때는 강화되는 조직보다 손상되는 조직이 많기 때문에 효과가 더 느리게 나타난다. 따라서 트레이닝을 천천히 진행하며 운동량을 점진적으로 늘려야 한다. 그동안은 종목 특화 훈련의 양을 잠시 줄이는 것도 좋다.

어떤 근육에 초점을 맞춰 근육 트레이닝을 해야 할까?

맞춤형 근육 트레이닝 프로그램부터 만들자

맞춤형 근육 트레이닝 프로그램은 개인별 목표와 부족한 부분에 초점을 맞춰 제작된다. 반면에 일반적인 프로그램은 누구에게나 똑같은 형태로 제공되며, 체력 수준에 따른 난이도에만 차이가 있다. 자신에게 가장 잘 맞는 프로그램을 제작하기 위해선 일단 자신의 종목에 필요한 근육이 무엇인지부터 이해해야 하며, 각각의 근육이 하는 역할도 숙지해야 한다. 예를 들어 달리기는 무릎 들기, 땅 밟기, 다리 뒤로 차기의 역할을 수행하는 근육을 필요로 하므로 달리기 선수라면 여기에 맞는 근육 트레이닝을 해야한다.

달릴 때 사용되는 근육은 다 똑같지 않을까?

달릴 때 사용되는 근육은 다 똑같긴 하지만, 각 근육이 동원되는 정도에는 사람마다 차이가 있다. 근육트레이닝 프로그램을 짤 때는 이러한 점을 반드시 고려해서 우선순위에 맞게 운동을 배치해야 한다.

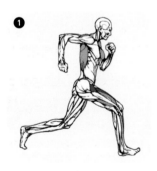
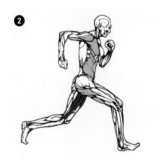
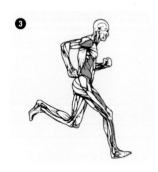
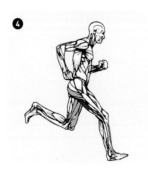

❶ 수축하는 근육(대퇴직근, 대퇴근막장근)은 빨간색으로 표시했다. 오른쪽 무릎을 앞으로 차올릴 때 사용되는 근육들이다. 이 동작을 보조하는 근육은 주황색으로 표시했다.

❷ 이 동작을 할 때 파란색으로 표시된 근육은 늘어나며 탄성 에너지를 최대한 비축한다. 보라색 근육은 많이 늘어나지 않기 때문에 비축되는 탄성 에너지도 적다.

❸ 수축이 풀리면서 중력에 의해 오른발이 아래로 내려온다.

❹ 이 동작을 할 때 파란색 근육은 늘어나며 탄성 에너지를 최대한 비축한다. 보라색 근육은 많이 늘어나지 않기 때문에 비축되는 탄성 에너지도 적다.

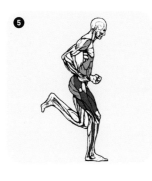
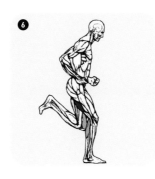

❺ 발이 땅에 닿으면서 종아리, 대퇴사두 근, 중둔근(빨간색)이 강하게 수축한다. 이 동작을 보조하는 근육은 주황색으로 표시했다.

❻ 이 동작을 할 때 파란색 근육은 늘어나며 탄성 에너지를 최대한 비축한다. 보라색 근육은 많이 늘어나지 않기 때문에 비축되는 탄성 에너지도 적다.

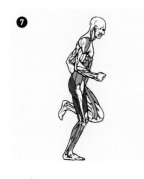
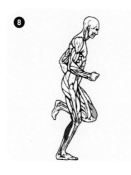

❼ 발이 뒤로 이동하면서 대퇴사두근과 슬굴곡근, 대둔근(빨간색)이 강하게 수축한다. 주황색 근육은 빨간색 근육을 보조한다.

❽ 이 동작을 할 때 파란색 근육은 늘어나며 탄성 에너지를 최대한 비축한다. 보라색 근육은 많이 늘어나지 않기 때문에 비축되는 탄성 에너지도 적다.

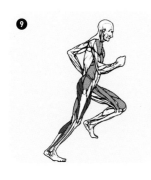
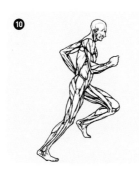

❾ 종아리, 대퇴사두근, 대둔근(빨간색)이 강하게 수축하며 발을 뒤로 보낸다. 주황색 근육은 빨간색 근육을 보조한다.

❿ 이 동작을 할 때 파란색 근육은 늘어나며 탄성 에너지를 최대한 비축한다.

⓫ 빨간색으로 표시한 대퇴직근이 다시 수축한다. 왼쪽 무릎을 앞으로 차올릴 때 사용되는 근육이다. 주황색 근육은 이 동작을 보조한다.

⓬ 이 동작을 할 때 파란색 근육은 늘어나며 탄성 에너지를 최대한 비축한다.

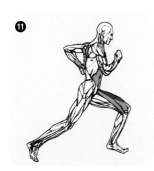
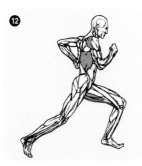

단거리달리기 챔피언 넓적다리의 형태학적 분석

일반적으로 실력 있는 단거리 주자는 넓적다리가 길쭉하고 경골도 길지만, 역설적이게도 근육이 짧다. 종아리, 대퇴사두근, 내전근, 그리고 슬굴곡근의 힘줄이 길기 때문이다(아래 삽화 삽화에서 왼쪽). 이런 체형은 지렛대 효과를 잘 활용할 수 있다는 장점이 있다. 힘줄이 길면 발을 내디딜 때마다 탄성 에너지를 잘 축적했다가 내보낼 수 있고, 근육이 짧으면 팔다리를 쭉 뻗어 앞으로 역동적으로 치고 나갈 수 있다. 또한 이런 체형은 단거리달리기에서 중요한 역할을 하는 둔근과 대퇴근막장근, 장요근도 무게중심 근처에 자리하고 있다.

반면에 근육이 긴 사람은 넓적다리가 무겁고, 지렛대 효과를 활용한 폭발적인 동작을 수행하기도 쉽지 않다. 이런 체형은 스타트 동작을 더 힘차게 할 수 있지만, 근육이 지나치게 무겁고 힘줄이 짧아서

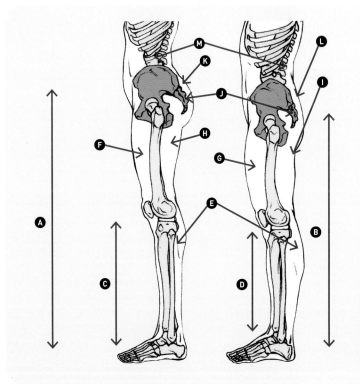

◀ 왼쪽은 달리기 챔피언의 전형적인 신체 형태다. 오른쪽은 왼쪽에 비해 달리기에 유리한 체형은 아니지만, 달리기 전략과 근육 트레이닝을 다르게 적용하면 이를 보완할 수 있다.

▲ Ⓐ 길쭉한 다리 Ⓑ 짧은 다리 Ⓒ 긴 경골 Ⓓ 짧은 경골
　 Ⓔ 왼쪽 종아리는 힘줄이 많고, 오른쪽 종아리는 근육이 많다
　 Ⓕ 대퇴사두근과 Ⓗ 슬굴곡근에 힘줄이 많다
　 Ⓖ 대퇴사두근과 Ⓘ 슬굴곡근에 근육이 많다
　 Ⓙ 왼쪽은 골반 경사가 심하고 오른쪽은 약하다
　 Ⓚ 둔근이 뒤로 더 빠져나와 있어서 둥글고, 근육질이다
　 Ⓛ 근육이 덜 빠져나와 있어서 납작하고, 근육이 적다
　 Ⓜ 요추 곡선은 양쪽이 비슷하지만 왼쪽의 골반 경사가 더 심하기 때문에 오른쪽보다 아치가 두드러져 보인다

달리는 속도도 근육 동원에 영향을 미친다

달리는 속도도 근육 동원에 영향을 준다. 과학자들이 측정해 보니 초속 3.5m로 달리다가 8.95m로 가속하면 그에 비례해서 둔근의 동원이 증가하고, 대퇴사두근의 동원은 감소했다. 빨리 달리면 보폭이 넓어져서 둔근과 슬굴곡근이 더 늘어나기 때문이다. 따라서 자신이 달리는 속도를 보고 어떤 근육군에 초점을 맞춰 근육 트레이닝을 할지 결정해야 한다.

탄성 에너지를 비축했다가 내보내는 능력이 떨어진다. 따라서 출발하고 몇 초가 지나면 바로 피로가 쌓이기 시작하고 경주 후반부로 갈수록 스피드가 떨어지게 된다.

대부분 운동선수는 힘줄이 정말 긴 챔피언(다수)과 정말 짧은 챔피언(소수) 사이 어딘가에 위치한다. 자신의 몸에 있는 근육을 하나하나 분석해서 각 근육군에 힘줄이 많은지, 근육이 많은지를 확인해 보자. 이 차이가 달리기 전략뿐만 아니라 근육 트레이닝 방법까지 좌우한다.

■ 실제 달리기에 접목하기

달릴 때 사용되는 근육이 짧으면 힘줄이 길기 때문에 보폭을 넓혀서 더 빨리 달릴 수 있다. 반면에 근육이 길면 보폭을 넓혀도 큰 효과를 보기 어렵다. 이런 사람은 보폭을 좁혀서 빨리 뛰는 것이 더 낫고, 무거운 넓적다리를 위로 높이 들지 않는 것이 좋다.

■ 근육 트레이닝에 접목하기

근육이 짧으면 힘줄이 많아서 근육을 키우기 쉽지 않기 때문에 더 많은 세트를 해도 된다. 그런다고 발이 무거워지진 않으니 짧은 세트를 여러 번 반복해서 출발 동작에 폭발력을 더하자. 또한 대퇴골이 길면 달릴 때 대퇴사두근보다 둔근과 슬굴곡근이 더 많이 자극되므로 이 부분을 중점적으로 강화하는 것이 좋다.

반면에 근육이 긴 사람, 특히 종아리가 길고 무거운 사람은 근육이 과도하게 발달하지 않도록 세트 수를 줄여야 한다. 넓적다리도 마찬가지로 무게중심 근처에 있는 근육(대퇴직근, 특히 요근)만 중점적으로 운동해서 발이 무거워지는 것을 막자. 달릴 때는 대퇴사두근보다 둔근을 더 쓰려고 노력해야 한다. 근력과 지구력을 키워서 경주 막판의 피로 발생을 지연시키고 싶으면 한 세트를 오래 지속해 보는 것도 좋다.

상체의 형태학적 분석

달릴 때 팔이 하는 역할은 단순히 박자를 일정하게 맞추거나, 몸의 균형을 잡아주는 것만이 아니다. 달릴 때, 특히 경주 초반에 앞으로 치고 나가는 동작에도 팔이 많은 영향을 준다. 또한 단체 종목에선 팔을 잘 사용해야 자신을 보호하고, 상대를 밀거나 막을 수 있다.

팔의 추진력은 이두근이나 삼두근에서 나오지 않고 대부분 어깨와 가슴, 등에서 나온다. 또한 팔의 가동 범위는 상체와 엉덩이의 회전력으로 인해 넓어진다(20–21쪽의 삽화 참고).

하체에 힘줄이 많은 달리기 선수는 상체에 근육이 많은데, 대부분 태어날 때부터 상체 근육이 길고 힘줄이 짧다. 특히 팔과 어깨 근육이 발달하여 어깨가 우람하지만, 가슴은 그리 넓지 않고 복근이 길고 가늘다. 반면에 넓적다리 근육이 발달한 달리기 선수는 상체 근육이 짧고 힘줄이 길다. 또한 복근은 크고 땅딸막하다.

종아리의 형태적 특징이 달리기에 미치는 영향

■ 힘줄이 많은 종아리 vs 근육이 많은 종아리

단거리달리기 선수의 종아리는 크게 2가지 유형으로 나뉜다. 대부분 선수는 우사인 볼트처럼 종아리가 가늘고, 힘줄이 많으며, 근육이 작다. 이들은 종아리를 사용해 탄력 있게 달리며, 슬굴곡근과 둔근의 힘으로 가속한다.

반면에 일본의 기류 요시히데 같은 소수의 선수는 종아리가 두껍게 발달해 있으며, 힘줄이 짧다. 이들은 종아리와 대퇴사두근의 힘으로 달린다. 이런 유형의 선수는 신체 형태가 많이 다르기 때문에 똑같은 근육 트레이닝 프로그램으로 운동해선 안 된다.

근육질의 종아리는 출발 동작을 폭발적으로 하기엔 유리하지만 이후 경주엔 방해가 된다. 무게도 무겁고 산소 공급을 제한하기 때문이다. 실제로 근섬유가 클수록 혈중 산소가 미토콘드리아(세포의 에너지원인 ATP를 만드는 기관)까지 도달하기는 어렵다. 종아리가 무거우면 위로 들기도 힘들기 때문에 달

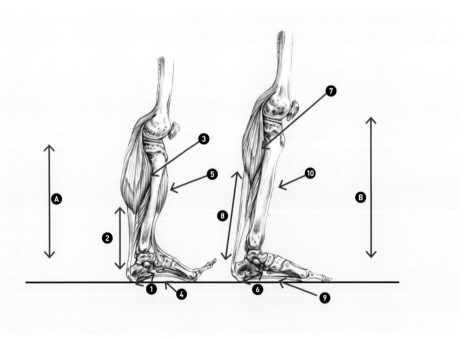

▲ ⓐ 경골이 짧고 근육이 길면 근육 매스가 많아서 달리기에 적합하지 않다.
　ⓑ 경골이 길고 근육이 짧으면 더 빠르고 오래 달릴 수 있다.

리는 속도가 느려지지만, 무거운 만큼 땅에 세게 떨어지기 때문에 반동은 증가한다. 이는 아킬레스건이 딱딱할수록 더 그렇다.

❶ 종골이 작을수록 발목의 가동 범위와 유연성은 증가하지만 지렛대 효과는 그만큼 약해진다. 이를 보완하기 위해 종아리 근육이 발달한다. 그래야 발을 내딛으면서 몸을 위로 쉽게 들어 올릴 수 있기 때문이다. ❷ 종아리 근육이 최대한 발달할 수 있도록 힘줄이 짧고, ❸ 근육이 발달할 공간은 그만큼 많다. ❹ 또한 종골이 작을수록 아치는 심해지며, ❺ 전경골근(정강이의 근육)은 더 길게 발달한다. ❻ 반면 종골이 길면 발목의 가동 범위와 유연성은 떨어지지만 지렛대 효과를 더 강하게 낼 수 있다. ❼ 그러면 적은 종아리 근육으로도 운동할 수 있으므로 ❽ 힘줄이 길어진다. ❾ 또한 종골이 길면 아치가 납작하고, ❿ 전경골근은 짧게, 덜 발달해 있다.

■ 종아리 힘줄의 중요한 역할

근육의 힘으로 가속한 후에 그 속도를 유지하려면 땅의 반동을 잘 이용해야 한다. 빠른 속도를 일정하게 유지하는 챔피언들은 발이 땅에 닿을 때도 접촉 시간을 최소화하여 속도를 거의 줄이지 않는다. 관련 연구 결과에 따르면 아킬레스건과 근육이 단단할수록 발이 땅에 닿는 시간이 줄어들기 때문에 더 빨리 달릴 수 있다고 한다. 즉 힘줄이 단단할수록 비축된 탄성 에너지를 이용해 더 빠르고 힘차게 땅을 박차고 나갈 수 있다는 것이다. 모래보다 맨땅에서 더 빨리 달릴 수 있는 것도 이 때문이다(모래에서 달리면 땅의 반동이 약하고 몸이 받는 충격도 적다).

또한 종아리 힘줄이 길수록 달리기 효율이 좋기 때문에 지구력도 좋다고 한다. 종아리 힘줄을 스프링이라고 생각하면 스프링이 길수록 땅에서 더 잘 튀어 오르는 것이 당연하다. 물론 힘줄의 길이는 유전적으로 타고난 것이기 때문에 바꿀 수 없다. 하지만 근육 트레이닝을 하면 종아리로 땅을 박차고 튀어 오르는 힘이 향상된다. 스프링(힘줄)의 길이가 똑같다면 그것이 단단할수록 더 잘 튀어오를 것이다. 따라서 근육 트레이닝으로 힘줄을 단단하게 만들면 달리기 성적도 향상시킬 수 있다.

힘줄이 유연하지 못하고 뻣뻣한 사람은 힘줄을 더 자주 다치게 된다. 발을 헛디딜 위험이 크고, 근육의 과사용으로 인한 미세 손상도 축적되는데, 이 경우에는 근육 트레이닝으로 힘줄을 구조적으로 강화하면 부상 위험을 줄일 수 있다.

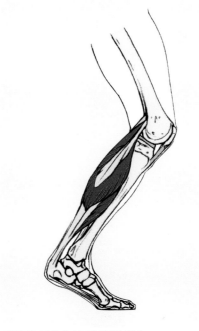

▲ 종아리는 달릴 때 스프링 역할을 한다.

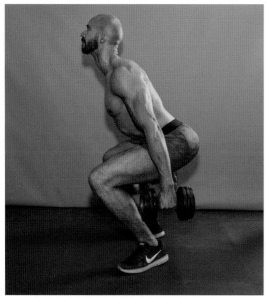

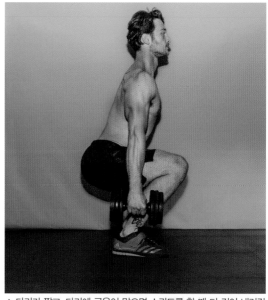

▲ 다리가 길고, 다리에 힘줄이 많은 사람은 스쿼트를 할 때 너무 깊이 내려가면 등과 무릎을 다칠 수도 있다.

▲ 다리가 짧고, 다리에 근육이 많으면 스쿼트를 할 때 더 깊이 내려갈 수 있다.

신체 해부학적 차이가 근육 트레이닝에 미치는 영향

운동선수가 유연성이 떨어진다는 얘기를 들으면 그리 좋아 보이진 않는다. 하지만 스트레칭까지 하면서 발목의 유연성을 키우려고 애쓰는 것도 비생산적이다. 특히 종골이 길고 아킬레스건이 가는 사람은 종아리 근육이 스트레칭하기 적합하지 않기 때문에 더더욱 그렇다.

힘줄은 근육보다 유연성이 떨어지기 때문에 종아리에 힘줄이 많은 사람은 근육이 많은 사람보다 유연성이 떨어질 수밖에 없다. 힘줄은 원래 유연성이 떨어지는 조직이라서 과도하게 늘이면 안 된다. 반면에 종골이 짧고 아킬레스건이 단단한 사람은 선천적으로 종아리가 유연하고, 잘 늘어난다. 이는 사이클 같은 스포츠를 할 때는 좋지만 장거리달리기엔 적합하지 않다. 근육 트레이닝으로 종아리를 강화할 때는 이러한 해부학적 차이를 반드시 고려해야 한다.

따라서 종아리가 유연하지 않은 사람은 스쿼트나 레그 프레스 같은 하체 운동을 할 때 너무 깊게 내려가선 안 된다. 발목의 가동 범위가 떨어지는 만큼, 등이 받는 부담(스쿼트, 데드리프트를 할 때)과 무릎이 받는 부담(레그 프레스를 할 때)이 증가해 부상 위험이 급증하기 때문이다. 어차피 달리기 경주를 할 때도 다리의 전체 가동 범위를 다 쓰진 않으므로 근육 트레이닝을 할 때도 굳이 가동 범위를 다 쓸 필요가 없다. 하지만 슬굴곡근은 사정이 좀 다르다. 슬굴곡근을 늘여주는 근육 트레이닝을 하면 근육이 강화돼 파열되는 것을 막을 수 있다.

더 빨리 달리게 해주는 숨겨진 근육들

요근, 장골근, 대퇴직근은 흥미로운 근육이다. 이 세 근육은 일상에서 자주 쓰이지 않기 때문에 약할 수밖에 없다. 그러나 무게중심 주변에 있는 근육들이므로 발달시켜 놓으면 무릎을 위로 드는 데 도움이 되고, 걸음도 가벼워진다. 다리가 무거운 달리기 선수도 이 근육들을 강화하면 뛰는 속도가 빨라진다. 좋은 단거리 선수가 되려면 이런 세세한 부분에도 신경을 써야 한다.

요근

■ 단거리 챔피언의 근육

요근은 모든 운동에서 가장 중요한 근육인데, 특히 다리를 드는 동작을 할 때 중요한 역할을 하므로 달릴 때 많이 쓰인다. 관련 연구 결과에 따르면 요근이 큰 선수일수록 더 빨리 달릴 수 있다고 한다. 또한 다리를 높이 들어 장애물을 빠르게 뛰어 넘는 허들 선수는 장애물을 넘을 때 먼저 드는 넓적다리 쪽에 있는 요근이 반대쪽 요근보다 10%나 크다고 한다. 이처럼 빠른 동작을 요하는 여러 스포츠를 잘하기 위해서는 요근을 필수적으로 강화해야 한다.

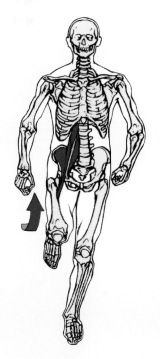

▲ 다리를 위로 드는 능력을 향상시키려면 눈에 잘 안 보이는 요근과 장골근을 강화해야 한다.

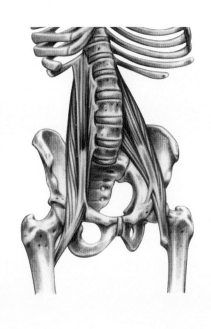

▲ 요근은 척추 가장자리 근처에 있다.

■ 방치된 근육

요근은 전신에서 가장 방치된 근육이라고 해도 과언이 아니다. 요근 때문에 허리 자세가 나빠지거나 요통을 느끼는 사람도 있지만, 사실 요근은 신체를 보호하는 기능을 한다. 하지만 요근이 너무 뻣뻣하거나 근긴장도가 지나치게 떨어지면 힘의 불균형이 생겨서 오히려 신체를 해치게 된다.

요근은 강하게 수축하지 않을 때면 척추 하단을 좌우에서 안정시키는 역할을 한다. 예를 들어 오른쪽 다리만 든다고 가정하면 오른쪽 요근은 다리를 드는 동작을 보조하고, 왼쪽 요근은 수축해서 요추를 안정시킨다. 걷거나 달릴 때도 요근은 이렇게 이중으로 수축한다. 그런데 다리를 불규칙적으로 움직이는 테니스나 축구 같은 운동을 하다 보면 좌우 요근에 힘의 불균형이 생긴다.

요근의 균형이 이렇게 깨져 버리면 요통이 발생할 수 있다. 좌우 요근이 요추를 균일하게 안정시키지 못해서 걸을 때마다 척추가 불안정해지기 때문이다. 이를 방지하려면 근육 트레이닝으로 좌우 요근의 근력이 똑같이 발달하도록 항상 신경을 써야 한다.

재조명이 필요한 근육, 대퇴직근

대퇴직근은 무릎을 들 때 사용되므로 요근, 장골근과 시너지 효과를 내서 달릴 때 중요한 역할을 한다. 무릎을 뒤로 미는 근육은 많지만 대퇴직근처럼 앞으로 미는 근육은 많지 않다. 또한 대퇴직근의 힘이 세질수록 발걸음에 힘이 더해지고, 탄성 에너지도 더 많이 축적된다.

대퇴직근과 요근이 약하면 특정 속도 이상으로 가속하려고 다리를 높이 들려고 애써도 다리가 올라가지 않는다.

■ 약한 근육

운동선수의 대퇴직근은 쉽게 파열된다. 발을 땅에 내려놓고 다리를 뒤로 밀 때 강한 편심성 수축이 발생하면서 대퇴직근이 늘어나는데, 바로 이때 부상이 자주 발생한다. 이는 급작스러운 출발 동작을 할 때 잘 나타나며 부분 파열이 일어날 때도 있지만 대부분 완전 파열이 일어난다.

대퇴직근이 파열되도 요근이 힘을 보태면 계속 달릴 수는 있

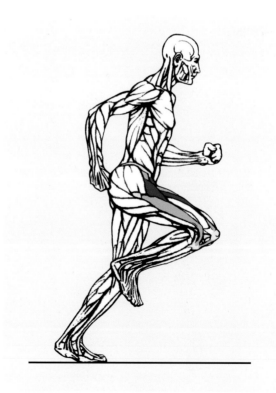

▲ 대퇴직근은 요근, 장골근과 함께 다리를 위로 들 때 사용된다.

지만 속도가 급격히 떨어진다. 또한 이 경우에는 근육이 비대칭으로 동원되어 고관절, 무릎, 발목 같은 다른 부위에도 문제가 발생할 수 있다.

대퇴직근도 슬굴곡근처럼 강화해야 근육이 신장되거나 에너지를 방출할 때 부상 위험이 없다. 특히 넓적다리가 무겁고 근육질이거나, 대퇴골과 경골이 긴 사람일수록 대퇴직근의 근력이 중요하다. 넓적다리가 가늘고 종아리가 가벼운 사람과는 반대라고 볼 수 있다.

따라서 종아리가 근육질인 사람이 장거리달리기를 많이 한다면 역동적인 운동으로 대퇴직근과 요근을 강화해야 한다.

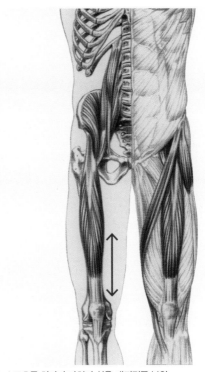

▲ 스포츠를 하다가 다치기 쉬운 대퇴직근 부위

■ 근육 트레이닝을 할 때 자주 동원되지 않는 근육

대퇴사두근을 이루는 네 머리 중에서 다관절 근육은 대퇴직근뿐이다(경골과 골반에 모두 부착돼 있어서 두 관절을 지나간다는 뜻이다). 나머지 세 머리는 단관절 근육이라서 무릎 관절에만 영향을 미치고, 넓적다리를 들 때는 영향을 미치지 않는다. 오히려 넓적다리를 무겁게 만들어서 걸음을 느리게 만들고, 에너지를 더 쓰게 한다.

대퇴직근은 요근과 함께 달리기 선수에게 매우 중요한 근육이다. 또한 구기 종목이나 라켓 스포츠처럼 뒤로 달리는 동작을 하는 선수에게도 매우 중요하다. 그런데 역설적이게도 대퇴직근은 넓적다리를 강화하는 근육 트레이닝을 할 때 가장 적게 동원되는 머리다. 스쿼트나 레그 프레스 같은 운동의 문제점은 근육 신장 동작을 할 때 넓적다리와 상체가 가까이 있을수록 대퇴직근의 동원이 감소한다는 것이다. 레그 익스텐션은 스쿼트보다 대퇴직근을 34% 더 동원하지만, 이 역시도 달리기 선수가 대퇴직근을 단련할 때는 이상적인 운동이 아니다.

달리기 선수가 대퇴직근을 단련할 때 가장 이상적인 운동은 벤트-니 레그 리프트다. 대퇴직근과 요근이 동시에 동원되어 실제 달리는 동작과 비슷하기 때문이다. 또한 복근 운동을 할 때도 상체만 쓰지 말고 발까지 동원해서 강하게 당기면 대퇴직근과 요근의 힘을 효과적으로 키울 수 있다. 보디빌더는 복근 운동을 할 때 넓적다리를 과도하게 쓰지 말라고 배우지만, 이러한 변형 동작을 근육 트레이닝에 활용하면 달리기뿐만 아니라 사이클, 격투기, 던지는 동작을 자주 하는 종목의 스포츠 선수도 도움을 받을 수 있다.

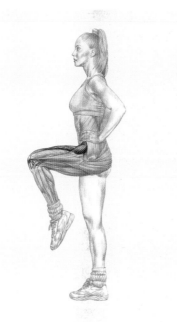 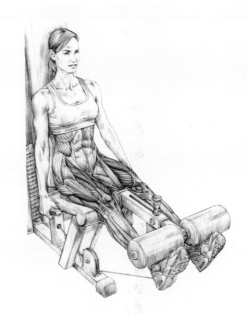

▲ 대퇴직근은 대퇴사두근의 머리 중에서 유일하게 무릎을 들 수 있
는 근육이며, 다리를 들 때 사용된다.

▲ 레그 익스텐션을 하면 스쿼트나 데드리프트를 할 때보다 대퇴직근이 많이
동원된다.

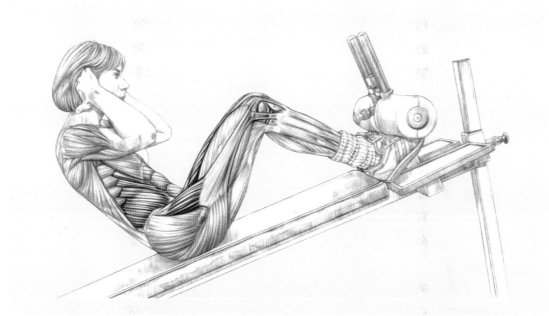

▲ 복근 운동을 할 때 발까지 동원해서 강하게 당기면 대퇴직근과 요근의 힘을 효과적을 키울 수 있어 다양한 스포츠에 도움이 된다.

부상의 원인과 예방

달리기 선수가 경험하는 부상의 80%는 과사용 부상인데, 일단 부상을 당하면 이후에 재발할 위험도 매우 높다. 하지만 부상을 방지하겠다고 다친 근육으로 무작정 근육 트레이닝을 해선 안 된다. 운동 효과를 극대화하고 싶다면 우선 자신의 해부학적 구조를 알고 다른 선수들과의 공통점과 차이점을 분석해야 한다.

앞에서 설명한 것처럼 사람마다 근육을 동원하는 방식이 다르기 때문에 부상을 당하는 부위도 다르다. 달릴 때 슬굴곡근을 많이 사용하면 넓적다리 뒤쪽 근육이 파열될 위험이 크다. 반면에 종아리를 많이 사용하면 만성 운동성 구획증후군이 생길 위험이 크지만, 종아리에 힘줄이 많은 사람은 큰 영향을 받지 않는다. 이외에 아킬레스건 부상도 매우 흔하게 발생한다. 각각의 문제와 해결책에 대해 좀더 자세히 알아보자.

슬굴곡근이 파열될 가능성은 사람마다 다르다

관골의 경사가 심한 운동선수는 달릴 때 슬굴곡근이 잘 긴장된다. 따라서 다리를 앞으로 차거나 상체를 앞으로 숙일 때 슬굴곡근이 잘 늘어나므로 다른 선수들에 비해 넓적다리 뒤쪽 근육을 더 잘 동원할 수 있다. 이로 인해 단거리달리기에서 다리를 뒤로 찰 때 강한 힘을 낼 수 있는 것이다. 하지만 이처럼 슬굴곡근을 당기다 보면 파열될 위험도 커지는데, 이것이 달리기 선수들의 전형적인 부상 패턴이다.

반면에 관골의 경사가 심하지 않으면 슬굴곡근이 덜 긴장되어 근육도 덜 동원된다. 이 경우에는 슬굴곡근보다 대퇴사두근을 더 많이 쓰기 때문에 슬굴곡근 위쪽이 파열될 위험이 적다.

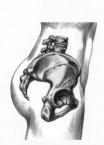 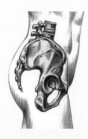

▲ 왼쪽 관골은 앞으로 기울어져 있어서 허리가 아치 형태로 굽은 것 같은 착각을 불러일으킬 정도다. 오른쪽 관골은 경사가 심하지 않아서 달릴 때 슬굴곡근이 많이 동원되지 않는다.

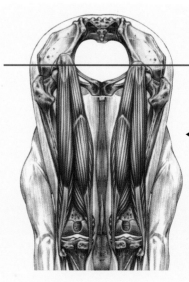

◀ 왼쪽 관골은 높은 곳에 있어서 슬굴곡근이 더 잘 늘어나고, 동원된다. 오른쪽 관골은 그보다 낮은 곳에 있어서 슬굴곡근이 덜 동원되기 때문에 파열될 위험이 적다.

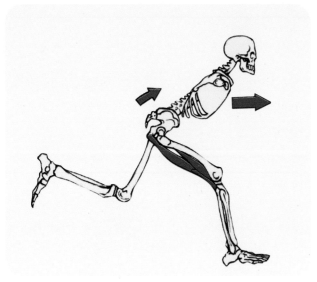

◀ 한 걸음을 내디딜 때마다 슬굴곡근은
강한 압박을 받는다.

둘 중 어느 경우에 해당하든 넓적다리 뒤쪽의 근력이 약하면 슬굴곡근 파열이나 무릎 통증을 겪을 위험이 크고 경주에도 악영향을 준다.

근력 없는 유연성은 무용지물

일반적으로 부상 방지를 위해 스트레칭을 권하는 경우가 많지만, 스트레칭의 부상 방지 효과는 아직 확실히 입증된 바가 없다. 오히려 최근엔 스트레칭이 부상 위험을 높인다는 연구 결과가 많이 발표되고 있다.

지금까지 연구 논문을 통해 입증된 바에 따르면, 6주간 스트레칭 트레이닝을 집중적으로 해도 근육 보호에 별다른 효과가 없었다. 강한 수축을 했을 때 슬굴곡근이 손상되는 정도는 6주 전이나 후나 큰 차이가 없었고, 규칙적으로 스트레칭을 했어도 달라진 것이 없었다.

사실 근력 없는 유연성은 무용지물이다. 신체 가동 범위가 넓으면 멋있어 보일 수는 있지만 적절한 근육 트레이닝으로 근육과 힘줄을 강화해 놓지 않으면 근육이 늘어났을 때 부상 위험에 노출될 수 있고, 평소처럼 스포츠를 하다가 갑자기 파열될 수도 있다. 따라서 가동 범위가 넓은 자세를 취했을 때도 근육과 힘줄이 긴장을 잘 견딜 수 있도록 단련하는 것이 중요하다.

이 책의 두 번째 장에선 슬굴곡근을 강하게 스트레칭할 수 있는 근육 운동을 소개할 것이다. 또한 스포츠를 하다 보면 슬굴곡근을 여러 자세로 신장하게 되는데, 이에 대비해 슬굴곡근을 강화할 수 있도록 다양한 변형 운동도 준비했다. 사실 슬굴곡근은 다관절 근육이기 때문에 한 쪽이 아닌 양쪽에서 동시에 늘어나기도 한다. 이를 크게 3가지로 나누면 다음과 같다:

❶ 엉덩이 근처에서만 늘어난다.

❷ 무릎 근처에서만 늘어난다.

❸ 양쪽에서 동시에 늘어난다.

이렇게 분류해 놓고 나면 슬굴곡근 파열이 가장 잘 일어나는 두 부위가 어디인지도 알 수 있다. 바로 슬굴곡근 상단(골반에 부착되는 지점)과 하단(대퇴이두근 근처)이다. 운동선수라면 이 중에서 가장 취약한 지점이 어디인지 파악해서 거기부터 강화해야 한다.

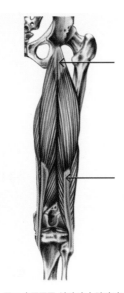

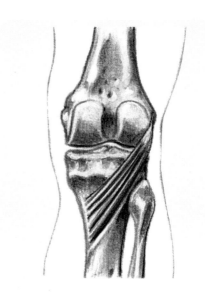

▲ 운동선수는 주로 슬굴곡근 상단이나 하단이 파열된다.　　　　　▲ 슬와근

슬굴곡근 운동이라고 다 똑같진 않다

슬굴곡근 운동을 유용하고 적절하게 활용하려면 우선 자신의 슬굴곡근의 어느 부위가 부상에 취약한지 생각해 봐야 한다. 무릎을 굽히고 하는 운동은 대퇴이두근을 강화하고, 상체를 굽히고 하는 운동은 슬굴곡근 상부를 강화한다.

슬굴곡근 운동은 슬와근 발달에도 도움이 된다. 슬와근은 무릎 뒤쪽에 위치해 관절을 보호하고 안정시키는 역할을 한다. 슬와근은 달릴 때도 많이 동원되는데, 바로 옆에 신경망이 빽빽하게 펼쳐져 있어서 지나치게 운동하면 극심한 통증을 느낄 수도 있다.

편심성 근력은 운동 수행과 부상 방지에 중요하다

근육 트레이닝에선 중량을 사용한 편심성 운동이 특히 중요하다. 이런 운동을 하면 탄성 에너지를 비축하고 내보내기 위해 동작의 속도를 늦출 때 근육의 긴장을 더 잘 통제할 수 있다. 달리기 선수나 도약 경기 선수는 한 걸음 내디딜 때마다 이런 과정을 반복하기 때문에 특히나 더 중요하다. 또한 편심성 근력 트레이닝을 하면 근섬유의 방향에 살짝 변화가 생겨서 더 효율적으로 달릴 수 있고, 부상에도 강해진다. 이러한 네거티브 운동은 초보자에겐 위험할 수 있으므로 역동적으로 하면 안 된다. 편심성 근력 운동은 천천히만 해도 달리기 속도 향상에 도움이 된다는 연구 결과가 있으니 역동적으로 하지 않도록 주의하자.

달리기 선수의 근육 트레이닝에 관한 오해

스쿼트나 레그 프레스를 하면 대퇴사두근이 강화되서 더 빨리 달릴 수 있다고 오해하는 사람이 많다. 물론 대퇴사두근이 달릴 때 다리를 앞으로 움직이는 역할을 하긴 하지만 슬굴곡근이나 둔근 같은 근육도 그에 못지않게 중요하다. 이 2가지 운동이 달리기에 유익한 이유는 둔근과 슬굴곡근까지 동원하기 때문이다. 보디빌더는 스쿼트나 레그 프레스를 할 때 대퇴사두근만 고립해서 자극하지만 달리기 선수는 다리 전체, 특히 다리 뒤쪽과 둔근까지 자극해야 한다.

왜 대퇴사두근보다 슬굴곡근에 집중해야 할까?

대퇴사두근보다 슬굴곡근에 집중해서 운동해야 하는 이유는 다음 3가지가 있다:

❶ 이 근육군은 근건 결합부가 가장 넓기 때문에 미세 손상이 잘 생기는데, 처음엔 별 문제가 없더라도 손상이 누적되면 심각하게 파열될 수도 있다.

❷ 대퇴사두근과 슬굴곡근은 근력의 불균형이 심하다. 하지만 사람들은 대부분 대퇴사두근만 트레이닝하고 슬굴곡근은 방치하는 경우가 많다.

❸ 달릴 때는 대퇴사두근보다 슬굴곡근이 더 많이 동원된다. 또한 넓적다리 뒤쪽 근육이 앞쪽 근육보다 빨리 지치기 때문에 파열될 위험도 그만큼 크다. 넓적다리의 근육 불균형이 심해지면 무릎 부상의 위험도 높아진다.

만성 운동성 구획증후군에 취약한 사람

만성 운동성 구획증후군(아랫다리 앞쪽에 통증을 유발하는)은 주로 전경골근이 길고, 잘 발달해 있는 사람에게 발생한다. 이러면 근육이 긴장해서 피가 잘 몰리고, 산소가 차단돼 신경을 압박하거나 혈관이 괴사할 수 있다.

전경골근이 길고 힘줄이 짧은 달리기 선수는 만성 운동성 구획증후군이 발생할 위험이 크다. 하지만 평발인 사람(병적인 평발이 아닌, 힘줄이 길고 전경골근의 근긴장도가 부족해서 평발인)은 이런 끔찍한 고통을 겪을 가능성이 크지 않다.

■ 근육 트레이닝으로 전경골근만 강화하면 좋을까?

전경골근이 크고, 근막의 유연성이 떨어지는 사람일수록 통증을 심하게 느끼게 되는데, 이때 전경골근을 근육 트레이닝으로 강화하는 건 양날의 검이 될 수 있다. 만약 전경골근의 구조적 취약성 때문에 손상이 누적돼 통증이 발생한 거라면 전경골근 운동으로 근육을 강화하는 게 좋다.

하지만 만성 운동성 구획증후군으로 인해 아픈 경우에 근육 트레이닝을 하면 전경골근이 더 커져서 문제가 오히려 악화될 수도 있다. 그렇다면 근육 트레이닝의 효과를 극대화하면서 부상이 악화될 위험을 최소화하려면 어떻게 해야 할까?

■ 4가지 답

❶ 전경골근은 발이 땅에 닿을 때 충격을 흡수하는데, 이때 손상을 입는다. 따라서 근육의 순수한 근력을 키우려 하지 말고 손상에 저항하는 능력을 키워야 한다. 즉 포지티브 동작(중량을 드느라 근육이 짧아지는)보다 네거티브 동작(중량으로 근육을 늘이는 힘에 저항하는)에 초점을 맞춘 트레이닝 프로그램을 실시해야 한다는 뜻이다.

▲ 전경골근엔 피가 잘 쏠린다. 특히 전경골근이 길고, 잘 발달해 있을수록 심하다.

❷ 근육에 피가 몰리는 걸 막으려면 일반인처럼 동작을 쉼 없이 반복해선 안 된다. 가장 이상적인 방법은 오른발로 1회 동작하는 동안 왼발을 쉬게 하는 것이다. 오른쪽으로 1회를 했으면 왼쪽으로 1회를 하며 오른발을 쉬게 해주자. 이렇게 짧게 휴식하며 운동하면 혈액이 잘 순환해서 근육에 피가 쏠리는 현상(울혈)을 막을 수 있다. 또한 포지티브 동작보다 울혈을 적게 유발하는 네거티브 동작을 활용하는 게 좋다.

❸ 근육을 움직이기 힘들 때까지 운동하지 말고, 근육이 완전히 지치기 2-3회 전에 세트를 끝내자. 피가 조금이라도 쏠리는 거 같으면 바로 중단하자.

❹ 근막을 유연하게 만들려고 노력하자. 근막을 이루는 여러 겹의 콜라겐이 더 잘 미끄러질 수 있도록 해야 한다. 스트레칭이나 폼롤러를 사용한 마사지를 하면 좋다.

참고

자주 달리는 운동선수에게 가장 중요한 근육은 골반 주변의 회전근과 내전근이다. 특히 구기 종목처럼 다양한 방향으로 달리는 운동선수일수록 더 중요하다. 또한 완주 시간을 100분의 1초라도 단축하려면 상체 근육을 트레이닝하는 것도 중요하다. 골반 주변의 회전근과 내전근에 관한 이야기는 '단체 구기 종목(36쪽)'에서, 상체 근육 트레이닝에 관한 이야기는 '수영 및 수상 경기(50쪽)'와 사이클 및 도로 경기(57쪽)'에서 자세히 다루겠다.

단체 구기 종목

앞에서 설명한 달리기 선수에게 자주 발생하는 문제들은 대부분 구기 종목에도 해당되므로 동일한 내용은 반복하지 않겠다. 달리기 선수와 단체 구기 종목 선수의 가장 큰 차이는, 단체 구기 종목에선 일직선뿐만 아니라 다양한 방향으로 달린다는 것이다. 좌우로 움직이기도 하고, 갑자기 멈추거나 방향을 바꾸기도 한다. 단체 구기 종목 선수들은 이러한 움직임으로 인해 고관절에 심한 압박을 받기 때문에 이를 보호하려면 운동을 하기 전에 충분히 풀어 주고, 강화 운동도 해야 한다. 뒤에선 무릎 부상을 방지하는 방법도 소개하는데, 특히 십자인대 부상에 초점을 맞춰 이야기할 것이다.

고관절 운동

둔근, 외전근, 고관절 회전근 제대로 관리하기

고관절 주변 근육이나 둔근이 발달한 남성을 보면 사람들은 웃는다. 둘 다 여성적이라고 여겨지는 근육이고, 두 근육을 강화하는 운동도 그리 남성적으로 보이지 않기 때문이다. 하지만 이건 편견이다. 달리기, 점프, 걷기 동작이 필요한 스포츠를 하고 있다면 둔근, 외전근, 고관절 회전근을 강화해야 한다. 그래야 운동 수행 능력이 향상되고, 하체 부상도 방지할 수 있다.

사실 남자나 여자나 갖고 있는 근육은 똑같다. 둔근이나 외전근, 고관절 회전근은 단순히 예뻐 보이기 위해서만 존재하는 근육이 아니다. 모두 신체에 힘과 안정감을 더해주고, 고관절과 무릎, 발목 부상 방지에도 큰 도움을 주기 때문에 넓적다리를 사용하는 스포츠 선수에게 없어서는 안 될 존재다.

떼려야 뗄 수 없는 사이인 고관절 주변 근육의 4가지 기능

이들 근육은 운동선수에게 꼭 필요한 4가지 기능을 수행한다:

❶ 둔근, 다시 말해서 대둔근과 중둔근, 소둔근은 고관절을 뒤로 펼 수 있게 한다.

❷ 중둔근과 소둔근, 대퇴근막장근은 다리의 외전(다리를 벌릴 수 있게)을 돕는다. 이들 근육은 내회전근 역할도 해서 발 바깥쪽으로 공을 패스할 때도 사용된다.

❸ 내전근과 봉공근은 다리의 내전(다리를 모을 수 있게)을 돕는다. 발 안쪽으로 공을 패스하거나 찰 때도 사용된다.

❹ 회전근은 대퇴골의 회전을 도와 발을 좌우로 움직일 수 있게 해준다. 또한 회전근은 달리기를 할 때 하체를 안정시키고 균형을 유지하여 넘어지지 않고 달릴 수 있게 한다. 무릎이나 발목이 위험하게 꺾이는 것도 방지해 준다.

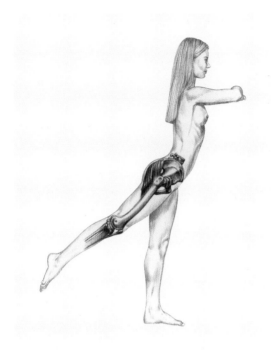

▲ 대둔근은 다리를 뒤로 움직인다.

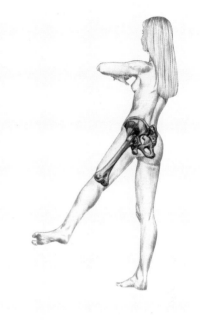

▲ 다리를 외전하는 심부 근육.

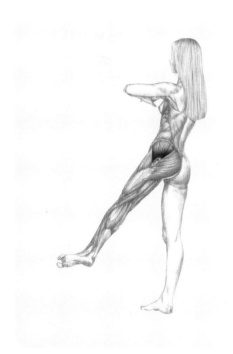

▲ 다리를 외전하는 표층 근육.

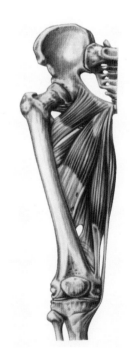

▲앞에서 본 내전근.

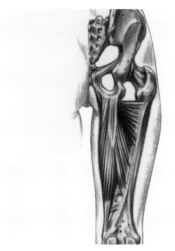

▲ 뒤에서 본 내전근.

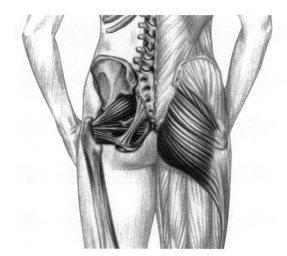

▲ 고관절 심부 회전근(좌측).

사실 다리를 움직이면 이 모든 근육이 동시에 사용되기 때문에 앞서 설명한 4가지 기능은 이론에 불과하며, 실제로 이들 근육의 움직임을 이처럼 명확히 구분하기란 쉽지 않다.

어깨와 넓적다리의 회전근개

어깨 회전근개의 중요성을 깨닫는 운동선수가 점점 늘어나고 있다. 회전근개는 삼각근을 안정시켜서 운동 수행 능력을 향상시키고, 부상을 방지한다(50쪽의 '수영 및 수상 경기' 참고). 다리에서 어깨의 회전근개와 같은 역할을 하는 것이 바로 고관절 회전근과 내전근/외전근이다. 이들 근육이 약하거나 쉽게 지치면 고관절, 무릎, 발목이 불안정하고 약해진다.

고관절의 대표적인 문제들

고관절은 달릴 때 큰 부담을 받는 부위이다. 실제로 운동선수들이 무릎에 이상이 온 것처럼 느꼈을 때 검사를 해보면 고관절의 문제인 경우가 많다. 타고난 신체 구조 때문에 발생한 문제는 어찌하기 힘들겠지만, 다음에 소개하는 고관절의 문제를 유발하는 근본적인 원인 5가지를 알아두면 그 외의 문제는 충분히 피해갈 수 있을 것이다:

❶ 워밍업 부족. 부위별로 몸을 충분히 풀어주지 않았을 때.

❷ 근력 부족. 대퇴골이 긴 사람일수록 고관절 회전근의 근력이 강해야 한다. 그래야 점프 후에 착지할 때 혹은 걸을 때 우리도 모르게 무릎이 미끄러지는 걸 방지할 수 있다.

❸ 주동근과 길항근의 근력 불균형. 외회전근과 내회전근의 근력 불균형 때문에 고관절에 문제가 발생한다는 사실이 의학 논문을 통해 수차례 입증됐다. 일반적으로 외회전근의 근력이 상대적으로 강하다.

❹ 상대적으로 근력이 강한 외전근과 내전근의 불균형. 이 문제로 고생하는 운동선수가 많은데, 문제가 있다고 해서 외전근의 근력이 엄청나게 강한 것도 아니다. 사실 외전근의 근력도 약할 가능성이 높은데, 내전근이 그보다 더 약하다는 것이다. 이런 문제가 있으면 사타구니를 다칠 위험이 크다.

❺ 좌우 넓적다리의 근력 불균형. 좌우 근육의 근력 차이가 심하면 양쪽 다리의 균형이 깨져서 부상 위험에 노출된다.

고관절 회전근은 무릎 통증과 무슨 관련이 있을까?

무릎을 꿇을 때 소리가 나거나 아프면 외전근이 약할 가능성이 있다. 무릎 통증이 있는 사람을 대상으로 실험해 보니 근육 트레이닝으로 외전근을 강화하자 통증이 빠르게 해소됐다. 이처럼 무릎 통증을 없애고 싶으면 대퇴사두근보다 외전근을 강화하는 것이 더 효과적이다.

둔근이 약해서 무릎이 불안정해진 경우도 있는데, 둔근이 약한 여성들에게 4주간 근육 트레이닝으로 둔근과 슬굴곡근, 외전근을 강화하게 하자 점프 후 착지할 때 무릎의 긴장이 감소했다. 이처럼 근육이 쿠션 역할을 하면 무릎 부상 위험이 크게 줄어든다는 것을 알 수 있다.

> ⚠ 한쪽 다리가 반대쪽보다 짧아도 고관절에 문제가 발생할 수 있다. 이런 문제가 있는 운동선수는 신발에 교정 깔창을 깔아서 양쪽 다리의 균형을 맞춰야 한다.

십자인대 파열과 고관절 회전근의 상관관계

달리다가 방향을 갑자기 바꿨을 때 무릎 십자인대가 파열되는 주된 원인은 고관절의 근력 부족 때문이다. 또한 발로 땅을 밟았을 때 무릎이 비정상적으로 뒤틀리는 것도 무릎이 아니라 고관절 때문이다.

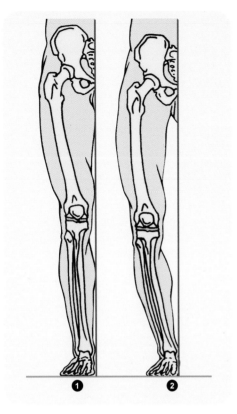

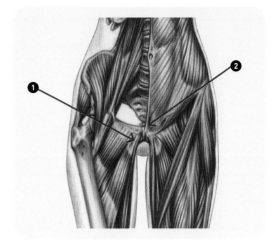

▲ ❶ 내전근에 영향을 미치는 사타구니 부상 부위
　❷ 사타구니 복벽 부상 부위

◀ ❶ 여성은 고관절과 무릎 사이 대퇴골의 경사가 눈에 띈다.
　❷ 남성의 대퇴골은 여성처럼 비스듬하지 않다. 이런 형태
　적 차이 때문에 여성 운동선수는 무릎을 더 자주 다치고, 남
　성 운동선수는 고관절을 더 자주 다친다.

점프하고 착지했을 때 혹은 달리는 중에 땅을 밟았을 때 무릎이 안쪽으로 돌아가는 사람은 무릎이나 고관절의 인대를 다칠 위험이 크다. 이는 특히 남성보다 대퇴골이 비스듬한 여성 운동선수에게 더 자주 나타난다.

발목 부상과 고관절 회전근의 상관관계
고관절 근육, 특히 외전근이 약하면 발목 부상을 당할 가능성이 높다는 연구 결과가 있다.

사타구니 부상 예방하기
불규칙적인 동작으로 달리면 사타구니를 다칠 위험이 크다. 경기 중에 끊임없이 뛰어다니는 축구 선수들이 특히 이런 부상을 자주 당하는데, 공을 차는 순간에도 내전근에 미세 손상이 발생해 사타구니 통증이 유발되기도 한다. 하복근이 약해도 사타구니를 잘 다칠 수 있는데, 이 경우에는 복근 운동을 중점적으로 실시하면 도움이 된다(144쪽의 '격투기에 좋은 운동' 참고).

결론

고관절 근육 강화 운동은 모든 운동선수에게 도움이 된다. 우선 웜업부터 실시하여 운동할 때 근육이 차갑지 않게 하자. 그래야 부상을 막고 운동 수행 능력을 극대화할 수 있다.

고관절 통증을 앓고 있는 프로 럭비 선수에게 내전근, 외전근을 비롯한 고관절 근육을 근육 트레이닝으로 강화하게 하자 통증이 절반으로 감소했다는 연구 결과가 있다. 이처럼 약한 근육을 강화하려면 모든 근육을 균일하게 자극하는 일반적인 프로그램보다 약한 부위에 초점을 맞춘 프로그램을 실시하는 것이 더 좋다. 이러한 맞춤 근육 트레이닝을 제대로 하려면 우선 통증의 원인부터 분석해야 한다(통증의 유형은 사람마다 다르다). 축구 선수로 예를 들면 사타구니 부상과 슬굴곡근 파열을 잘 경험하는 남성 축구 선수와, 대퇴사두근과 십자인대 파열을 잘 경험하는 여성 축구 선수의 근육 트레이닝은 서로 다르게 적용되기 때문이다.

슬굴곡근은 어떻게 십자인대를 보호하는가?

슬굴곡근이 약하면 무릎 부상 위험이 증가한다. 사실 달리기를 할 때 대퇴사두근과 슬굴곡근은 경쟁 관계에 놓인다. 고관절 신전근이 약하면 상체가 뒤로 당겨져서 대퇴사두근에 그만큼 힘이 더 들어가는데, 이때 무릎과 인대가 받는 부담도 증가한다. 반면에 고관절 신전근이 강하면 상체를 앞으로 더 숙일 수 있고, 대퇴사두근에 들어가는 힘도 줄어들기 때문에 무릎 관절도 보호된다.

단거리달리기 선수들을 분석해 보니 대퇴사두근보다 슬굴곡근에 피로가 더 빨리 쌓였는데, 이처럼 슬굴곡근에 피로가 쌓이면 무릎은 슬굴곡근의 보호를 받지 못한다. 또한 슬굴곡근의 근력이 부족하면 갑자기 멈추기 위해 발로 땅을 밟았을 때 경골이 앞으로 지나치게 쏠려서 십자인대가 파열될 수 있다.

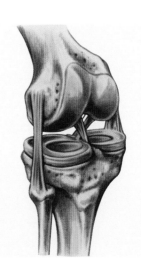

▶ 이게 그 유명한 십자인대다. 십자인대가 찢어져 선수 생명이 끝난 사람도 많다.

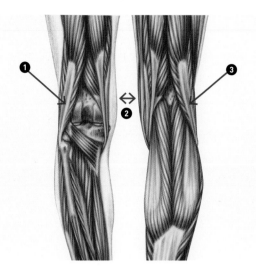

▲ 슬굴곡근 하부는 무릎을 보호하는 기능도 한다. 대퇴이두근(❶)과 반막양근(❷)은 십자인대의 주동근이자 인대를 보호하는 역할을 한다. 대퇴이두근은 발을 밖으로 돌릴 때 쓰이고, 반막양근은 안으로 돌릴 때 쓰인다. 달리기를 할 때 근육 ❶, ❷가 등척성 수축을 하면 발이 잘 정렬된다. 두 근육 중 하나라도 지쳐버리면 발의 정렬이 깨져서 무릎이나 발목을 다칠 수 있기 때문에 운동 전에 슬굴곡근 하부를 집중적으로 풀어주는 것이 좋다. 93쪽에 소개한 고관절 회전근 웜업을 자리에 앉아서, 종아리와 넓적다리를 90도로 굽히고 실시하자. 슬굴곡근의 근력이나 지구력이 약하면 슬굴곡근 강화 운동을 별도로 실시하자.

참고

경기 중에 팔로 상대를 잡거나 밀어야 하는 종목의 운동선수라면 61쪽의 격투기 챕터를 읽어 보자. 팔을 사용해 공을 치거나 던지는 종목의 선수라면 54쪽의 '라켓 및 투척 경기' 챕터를 읽어 보자. 66쪽의 '달리기에 좋은 운동'엔 슬굴곡근에 좋은 근육 트레이닝 운동을 소개했으니 참고하자.

03 골프처럼 몸을 회전하는 종목

하체를 고정하고 상체를 회전하는 동작은 주로 골프에서 많이 쓰이는데, 정도의 차이는 있겠지만 사실상 모든 스포츠에 쓰인다. 이러한 동작을 할 때 복부를 지탱하고 요추를 보호하려면 주변 근육을 반드시 운동해야 한다.

2000년대 이후로 골프 선수들의 드라이브 파워가 크게 증가했다는 통계가 있다. 이처럼 클럽에 최대의 힘을 전달하려면 폭발적인 근력이 필요하고 이를 멈출 수 있는 근력도 필요하다. 스윙이 강해질수록 이를 제어할 수 있는 근력도 키워야 관절이 탈구되거나 하는 부상을 방지할 수 있기 때문이다.

골프처럼 몸의 회전이 필요한 스포츠를 하는 사람들은 허리와 고관절, 어깨, 팔뚝을 보호하기 위해 근육 트레이닝을 해야 한다. 이들이 겪는 가장 흔한 통증은 바로 팔뚝과 손목 안쪽의 통증이다. 특히 골프 선수는 54세를 넘어가면 부상 위험이 3배로 증가한다는 통계가 있는데, 충분한 웜업과 근육 트레이닝을 하여 부상 위험을 줄이도록 하자.

회전 운동의 문제점

회전인가, 항회전인가?

상체를 회전하는 동작은 여러 스포츠에 쓰인다. 이때 회전을 담당하는 근육, 즉 복사근이나 광배근, 허리 근육을 강화하려면 별도의 운동을 실시해야 한다.

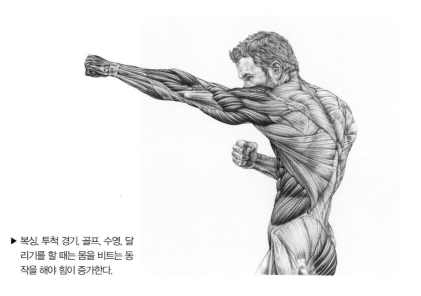

▶ 복싱, 투척 경기, 골프, 수영, 달리기를 할 때는 몸을 비트는 동작을 해야 힘이 증가한다.

상체를 측면으로 회전하는 근육 트레이닝에 관한 전문가의 의견은 둘로 나뉜다. 하나는 예로부터 근육 운동엔 상체를 회전하는 동작이 많이 쓰였으며, 이러한 운동을 통해 상체를 회전하는 근육을 강화해야 한다는 의견이다(100쪽의 '골프처럼 몸을 회전하는 스포츠에 좋은 운동' 참고).

다른 하나는 물론 상체 회전 운동은 중요하기 때문에 회전을 담당하는 근육을 강화하는 것은 좋지만, 회전 운동의 난이도를 높이려고 중량을 사용하면 위험할 수 있다는 의견이다. 저항을 활용한 회전 운동은 부상을 빠르게 악화시킨다. 중량의 관성에 몸을 맡기고 계속 운동하다 보면 척추가 정상 가동 범위에서 벗어날지도 모른다.

왜 항회전 운동을 해야 하나?

이 때문에 보수적인 학자들은 몸을 움직이지 말고 회전에 저항하는 정적인 운동을 해야 한다고 주장한다. 즉 등척성 수축을 하라는 건데, 쉽게 말해 코어 근육 운동을 떠올리면 된다. 항회전 운동의 기본적인 방법은 회전 운동과 비슷하지만 중량에 끌려가지 않기 위해 저항해야 한다는 점이 다르다.

항회전 운동의 장점은 부상을 당한 상태에서도 운동을 지속할 수 있다는 것이다. 단점은 등척성 수축만으로 근육을 자극해야 하므로, 이는 골프 스윙 같은 실제 스포츠 동작의 운동량엔 미치지 못한다. 하지만 초보자는 항회전 운동만으로도 근육을 키울 수 있다. 또한 살면서 근육 트레이닝을 해본 적 없는 고령자는 어떤 근육 운동을 하더라도 다양한 효과를 볼 수 있기 때문에 가볍게 실시할 수 있는 항회전 운동을 해주는 것이 좋다. 초보자라면 처음엔 가볍게 회전하다가 조금씩 가동 범위를 넓혀 나가자.

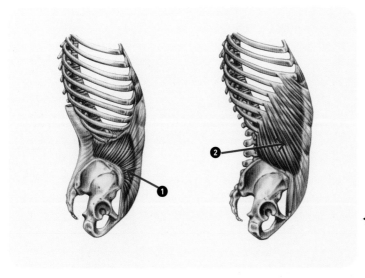

◀ 복사근(내복사근(❶)과 외복사근(❷))은 상체 회전을 담당하며, 거의 모든 스포츠에서 핵심적인 역할을 한다.

요통: 골프의 모순

골프의 회전 동작은 폭발적이고 과격하지만 근육을 강화하기는 어렵고, 몸을 부상 위험에 노출시킨다. 골프 선수가 근육 트레이닝을 병행하면 골프만으로는 보기 힘든 운동 효과를 볼 수 있는데, 그 효과는 다음 4가지이다:

❶ 골프하기 전에 근육 트레이닝을 하면 근육, 힘줄, 인대, 관절이 풀어진다. 몸을 충분히 푸는 선수일 수록 부상 위험이 적다는 연구 결과도 있다. 하지만 무작정 오래하는 것보다 몸을 최대한 효율적으로 푸는 방법을 숙지해야 한다.

❷ 근육 트레이닝은 신체 좌우, 길항근, 특히 허리 주변 길항근의 불균형을 해소해 준다. 비대칭적인 동작을 하는 스포츠 선수는 몸의 균형이 깨진 경우가 많다. 이때 근육 트레이닝을 하면 안정감이 증가하고, 신체의 구조적 불균형이 해소되서 장단기적으로 부상 위험이 줄어든다.

❸ 근육 트레이닝을 집중적으로 실시하면 부상이 방지될 뿐만 아니라 상체 회전 및 코어 지탱에 쓰이는 근육도 강화되어 스윙에 파워가 실린다.

❹ 운동을 마치고 회복에 초점을 맞춘 근육 트레이닝을 하면 체계적으로 허리의 긴장과 압박을 풀어줄 수 있다. 허리의 긴장과 압박을 푸는 방법은 풀업바에 몇 초 동안 매달리는 것이다. 또는 벤치나 의자, 탁자 가장자리를 양손으로 잡고 상체를 앞으로 숙이는 것도 좋다. 근육을 최대한 이완해서 중량 때문에 눌린 추간판 사이의 간격을 몇 밀리미터라도 회복하면 허리가 편안해질 것이다.

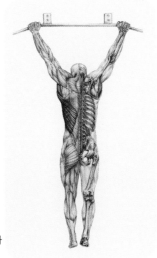

▶ 운동을 마칠 때마다 허리가
받은 압박을 풀어줘야 한다.

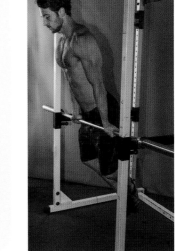

복부 및 허리 근육의 힘을 키우자

복부와 허리 주변의 모든 기관은 근육과 건막, 근막에 의해 서로 연결돼 있어서 근육 하나가 긴장하면 주변 근육이 모두 긴장한다. 복부 및 허리 근육이 수행하는 가장 큰 역할은 충격을 흡수하고, 복부를 딱딱하게 만들고, 요추를 보호하는 것이다. 이 근육들을 통틀어 일명 코어 근육이라고 하는데, 코어 근육은 외부에서 저항이 가해져도 자세가 무너지지 않게 몸을 안정적으로 잡아주는 근육이다.

코어 운동을 하면 허리 근육에 안정감을 더해주는 근육들이 강화된다. 기본적인 코어 운동이 숙달되면 난이도를 높여 더 오래 버티려고 노력해 보자. 예를 들어 플랭크를 30초 하는 게 익숙해졌다면 1분, 2분, 3분으로 늘려 나가는 식이다. 플랭크를 30초 하다가 단순히 시간만 1분으로 늘리면 지구력과 근력은 조금 성장하겠지만 순간적인 폭발력을 키우긴 힘들다. 여기서 좀더 난이도를 올리고 싶다면 회전 운동과 결합해 보자. 즉 회전 운동을 마치자마자 코어 운동을 하는 것이다. 이렇게 하면 근육이 이미 지친 상태이기 때문에 난이도가 더 높아진다. 마찬가지로 복근 운동을 할 때도 윗몸일으키기만 하고 끝내지 말고 바로 이어서 플랭크를 실시해 보자.

이런 운동법은 장거리달리기 선수나 사이클 선수처럼 지구력이 필요한 운동선수뿐만 아니라 순간적으로 폭발적인 힘을 내야 하는 운동선수에게도 유용하다. 골프의 스윙이나 복싱의 펀치, 투수의 투구 동작을 떠올려 보자. 해당 종목의 선수들이 몸을 회전하면서 짧은 시간에 강한 힘을 내려면 코어 근육이 뒷받침되어야 한다.

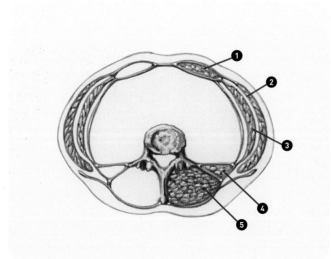

◀ 근육들이 모여 허리를 에워싸는 보호막을 형성한다.

❶ 복직근
❷ 외복사근
❸ 내복사근
❹ 요방형근
❺ 척주기립근

어깨를 충분히 풀고 강화하자

어깨 통증은 극상근이 약해서 발생하는 경우가 많으므로, 어깨를 감싸 안정시키는 역할을 하는 회전근을 충분히 풀어줘야 한다. 특히 골프 스윙처럼 크고 과격한 동작을 할 땐 양쪽 어깨를 모두 충분히 풀고 강화하는 것이 중요하다. 또한 어깨 안정근을 강화하면 어깨충돌증후군이 예방된다(50쪽의 '수영 및 수상 경기'참고).

어깨 뒤쪽 근육은 하부 승모근과 협력해서 어깨를 안정시키고, 골프 스윙의 힘과 정확도를 높여 준다. 실제로 어깨가 안정적일수록 골프 스윙이 정확해진다. 안정근의 힘이 약해서 삼각근을 잘 지탱하지 못하면 삼각근이 비틀린다. 그러면 어깨 움직임을 통제하기 어렵고, 어깨가 상체의 회전을 똑바로 따라가지 못해 결국 팔과 클럽이 올바른 경로에서 이탈해 버린다.

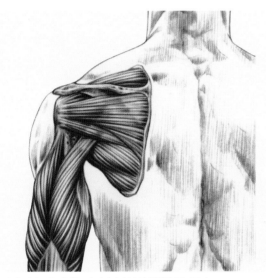

▲ 어깨 회전근은 어깨를 안정시켜서 부상 위험을 줄여준다.

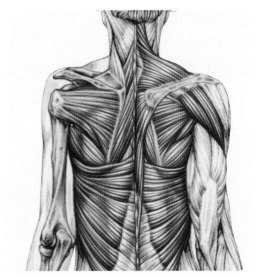

▲ 견갑골 주변 근육도 어깨 부상 방지에 도움을 준다.

골프엘보를 극복하자

이름에서도 알 수 있듯이 골프엘보(팔뚝 안쪽의 통증)는 주로 골프 선수에게 발생하는데, 서핑이나 투수, 테니스처럼 손을 많이 쓰는 운동선수에게 발생하기도 한다. 팔뚝은 과사용으로 인한 부상과 통증에 취약한 부위이기 때문에 통증이 심해져 골프엘보가 올 때까지 방치해선 안 된다.

하지만 안타깝게도 가벼운 통증은 놔두면 알아서 사라진다고 믿는 운동선수가 많다. 물론 그런 경우도 있지만, 어느 날 갑자기 통증이 극심해져서 손을 쓸 수 없게 될지도 모르니 아무리 작은 통증이라도 몸이 보내는 경고라고 생각하자. 통증이 심해질수록 운동 능력이 제한되기 때문에 군이 통증이 악화될 때까지 기다릴 이유가 없다. 팔뚝엔 경미한 통증만 생겨도 몇 달, 몇 년이나 운동에 지장을 받을 수 있으므로 통증에 대한 대처를 잘 해야 한다.

골프엘보로 인한 통증을 방지하려면 아래의 3가지 방법을 동시에 활용하는 것이 좋다:

❶ 모든 트레이닝을 하기 전에 악력기나 물렁한 공을 꽉 쥐어서 팔뚝 주변을 잘 풀어주자.
❷ 근육 트레이닝(100쪽의 '골프처럼 몸을 회전하는 스포츠에 좋은 운동' 참고)을 통해 신근을 강화하자.
❸ 트레이닝 사이엔 근막 마사지를 실시해 회복을 촉진하자(100쪽의 '골프처럼 몸을 회전하는 스포츠에 좋은 운동' 참고).

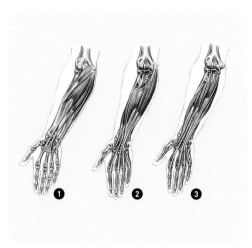

▲ 손목 굴근
❶ 얕은층 ❷ 중간층 ❸ 깊은층

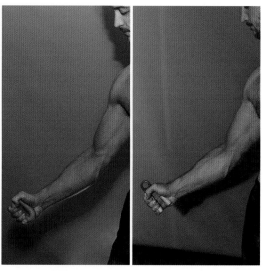

▲ 악력기를 활용하면 간단하게 팔뚝 근육을 풀거나 강화할 수 있어 골프엘보를 방지할 수 있다.

신체 대칭 되찾기

골프는 대표적인 비대칭 스포츠다. 골프 스윙의 힘을 키우려고 근육 트레이닝과 회전 운동을 실시해 스윙하는 쪽의 근육만 강화하는 사람도 있다. 또한 골프를 치고난 뒤에 손가락이나 손목 신근이 아프면 길항근에 문제가 있을 거라는 생각은 못하고 통증이 느껴지는 근육만 강화하려고 하는데, 이는 신체 대칭이 깨져서 부상을 당하는 결과를 가져오게 된다. 따라서 골프와 같은 스포츠를 할 때는 근육 트레이닝으로 신체 좌우 및 주동근과 길항근의 근력 불균형을 해소해야 한다. 몸의 균형이 잡히면 힘도 더 잘 끌어낼 수 있고, 부상으로부터 몸도 지킬 수 있다.

참고

골프에 특화된 운동 프로그램은 책 후반부에 소개할 것이다(158쪽의 목차 참고). 광배근과 어깨 근육을 단련하는 운동도 참고하자(111쪽의 '수영 및 수상 경기에 좋은 운동'). 이 근육들은 복사근과 협력해 골프 스윙의 파워를 키워준다. 또한 신체 안정감을 높이려면 다리도 전체적으로 강화하는 것이 좋다. (66쪽의 '달리기에 좋은 운동'과 93쪽의 '단체 구기 종목에 좋은 운동' 참고).

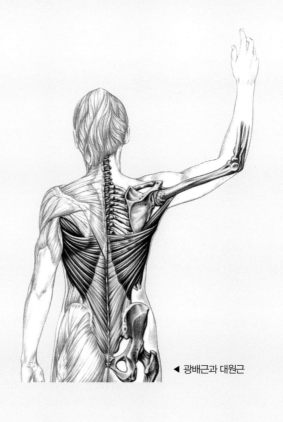

◀ 광배근과 대원근

수영 및 수상 경기

수영 및 수상 경기와 같은 유형의 스포츠를 하려면 등의 힘이 세야 한다. 등 근육을 강화하는 방법을 알아보기 전에 먼저 달리기와 마찬가지로 신체 형태와 골격 구조가 수상 경기와 부상 발생에 미치는 영향부터 알아보자. 또한 삼각근을 과도하게 사용했을 때 발생하는 부상도 이어서 알아볼 것이다. 수영과 같이 팔로 큰 원을 그리는 스포츠를 하려면 어깨와 어깨를 보호하는 근육을 반드시 강화해야 한다.

수영에 사용되는 근육

수영 선수는 수영할 때 등과 어깨 뒤쪽 근육을 많이 사용하기 때문에 두 근육 모두 튼튼해야 한다. 또한 어깨가 넓을수록 어깨의 안정감이 떨어지고, 과사용 부상 위험이 증가하기 때문에 어깨 회전근과 견갑골 보조 근육을 반드시 강화해야 한다.

수영할 때 다리를 힘차게 차려면 둔근과 슬굴곡근, 대퇴직근, 요근을 강화해야 한다(66쪽의 '달리기에 좋은 운동' 참고). 또한 수영은 호흡이 제한되는 지구력 운동이기 때문에 횡격막 운동으로 폐활량을 키우는 것이 좋다.

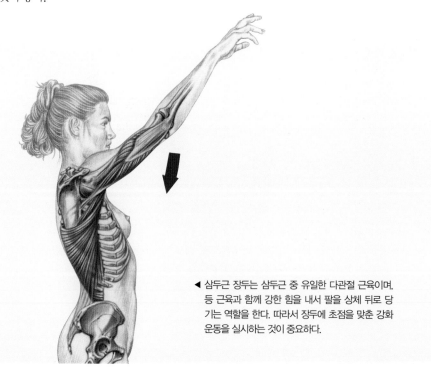

◀ 삼두근 장두는 삼두근 중 유일한 다관절 근육이며, 등 근육과 함께 강한 힘을 내서 팔을 상체 뒤로 당기는 역할을 한다. 따라서 장두에 초점을 맞춘 강화 운동을 실시하는 것이 중요하다.

수영 선수의 골밀도(뼈의 세기)가 전반적으로 좋지 않다는 사실이 의학적으로 검증된 바 있다. 좀더 크게 보면 지구력 스포츠를 하는 선수의 뼈는 운동선수 중에 가장 약하다. 보디빌더의 골밀도는 제곱센티미터당 1.44그램에 달하지만 수영이나 장거리달리기 선수의 골밀도는 1.27그램밖에 안 된다. 이러한 골 취약성을 가장 빠르고 효과적으로 보완하는 방법은 근육 트레이닝이다. 하지만 수영 선수는 근육이 늘어날수록 물에 잘 안 뜨기 때문에 근육 매스 성장을 최소화하고, 근력과 지구력을 키울 수 있도록 노력해야 한다.

이상적인 신체 형태

최고의 수영 선수들은 대부분 신체 형태가 비슷하지만, 주 종목에 따른 차이는 있다.

접영

수영 선수는 모두 어깨가 넓지만 접영 선수의 어깨는 유독 넓다. 그래서 팔의 가동 범위를 극대화하려면 견갑골이 유연해야 한다.

자유형

접영 선수만큼 어깨가 넓거나 유연할 필요는 없다. 하지만 골반의 가동성은 뛰어나야 한다.

평영

평영을 잘하려면 고관절의 가동 범위가 넓어야 한다. 골격 구조도 타고나야 하고, 대퇴골두가 바깥을 향해야 한다. 또한 고관절 회전근(36쪽의 '단체 구기 종목' 참고)과 내전근(54쪽의 '라켓 및 투척 경기' 참고)의 힘이 세야 한다. 팔을 몸쪽으로 모을 때는 다른 영법보다 흉근의 힘이 더 필요하다.

배영

어깨의 가동성이 뛰어나야 팔을 머리 위로 효과적으로 움직이며 길고 힘찬 스트로크를 할 수 있다. 또한 접영을 비롯한 여타 영법과 킥 동작이 많이 다르고, 장축 회전을 해야 하기 때문에 발목의 가동성도 좋아야 한다.

선수들의 어깨 통증 이해하기

어깨충돌증후군

팔을 공중으로 드는 동작을 해야 하는 스포츠에선 어깨 통증이 자주 발생한다. 대표적인 증상이 바로 어깨충돌증후군인데, 특히 수영이나 투척 경기, 골프, 배구 선수가 이로 인한 어깨 통증을 자주 호소한다. 극상건과 극상근은 어깨충돌증후군의 가장 큰 희생양이다. 이를 제대로 이해하려면 극상근이 수행하는 2가지 기능부터 알아야 한다:

❶ 극상근은 어깨를 움직일 때 다른 회전근과 함께 상완골을 안정시키는 역할을 한다.
❷ 극상근은 팔을 옆으로 드는 동작을 보조한다.

후천적인 증후군

어깨충돌증후군은 선천적인 문제 때문에 발생하는 경우도 있지만, 상완골두를 앞이나 위로 드는 동작을 자주 수행하여 후천적으로 발생하기도 한다. 이런 동작은 견봉 아래쪽 공간을 좁히고, 극상건의 마찰을 유발하는데, 근육 트레이닝을 통해 몸의 균형을 맞춰주지 않으면 근육의 불균형이 초래돼 어깨충돌증후군이 발생하게 된다. 또한 운동할 때 보호근이 빨리 지쳐도 어깨충돌증후군이 발생할 수 있다. 운동 초반엔 어깨를 완벽히 보호하던 보호근이 피로가 쌓일수록 제 역할을 못하기 때문이다.

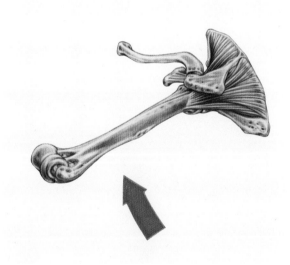

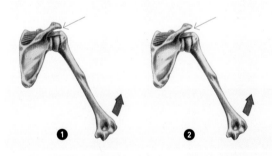

▲ ❶ 견봉이 클수록 팔의 가동 범위가 좁고, 부상 위험이 크다.
❷ 견봉이 작을수록 팔의 가동 범위가 넓다. 여기에 견갑골의 가동성까지 좋다면 금상첨화다. 하지만 이런 가동 범위를 누구나 타고나는 건 아니다. 타고난 골격 구조가 좋지 않은 사람은 가동 범위가 넓은 사람을 무작정 쫓아가려고 해선 안 된다. 그러면 어깨 과사용으로 인한 문제가 더 빨리 생긴다.

▲ 팔을 위로 들 때, 특히 머리 위로 들 때는 극하건이 견봉과 부딪칠 수 있다. 이런 동작을 반복하면 미세 외상이 생기고, 이것이 누적되면 결국 끔찍한 통증을 유발한다.

근육이 피로에 취약할수록 올바른 자세로 어깨를 회전하기가 어렵고, 그로 인해 어깨 부상을 심하게 당할 수도 있다. 따라서 근육 트레이닝의 효과를 극대화하려면 보호근의 근력뿐만 아니라 지구력도 함께 키워야 한다.

어깨 통증을 극복하기 위한 근육 트레이닝

어깨를 뒤로 당기는 근육(어깨 후면 근육, 중앙 승모근, 극하근, 능형근)을 운동해서 강화하면 어깨 통증이 많이 완화된다. 수영 선수가 4주 동안, 매주 3회씩 근육 트레이닝으로 회전근을 강화하자 견봉 아래의 공간이 넓어져서 어깨충돌증후군 발병 위험이 감소했다는 연구 결과도 있다.

어깨 보호근에 가장 좋은 근육 트레이닝은?

회전근에 좋다고 알려진 근육 운동을 다 할 필요는 없다. 그중엔 스포츠 훈련이나 근육 트레이닝을 하기 전에 몸풀기로 하기에나 적합한 운동도 있으니 가려서 하자. 어깨를 보호하는 근육을 강화하려면 실제 스포츠를 할 때의 팔 동작과 가장 유사한 운동을 골라서 실시하는 것이 좋다. 운동을 하다가 통증이 느껴지면 두 번째 장에서 소개하는 각종 변형 운동을 실시하여 통증 없이 근육을 강화해 보자.

참고

모든 상체 회전 운동은 43쪽의 '골프처럼 몸을 회전하는 종목'에서 다루고, 고관절 회전 운동은 36쪽의 '단체 구기 종목'에서 다룬다. 넓적다리 근육 트레이닝은 12쪽, 57쪽, 61쪽의 '달리기, 사이클 및 도로 경기, 격투기'를 참고하자.

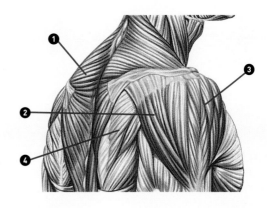

▶ ❶ 승모근
　❷ 후면 삼각근
　❸ 측면 삼각근
　❹ 극하근

손이나 팔을 사용해 공을 던지거나, 라켓을 휘두르는 스포츠에 적합한 신체 형태는 거의 비슷하다. 이들 경기는 운동 동작이 비슷하고 쓰이는 근육도 거의 같기 때문이다. 따라서 강화해야 하는 근육과 부상의 원인도 비슷하다.

테니스처럼 팔을 휘두르는 스포츠에서 자주 발생하는 문제가 있다. 바로 팔뚝 바깥쪽의 통증인데, 이것이 그 유명한 '테니스엘보'다. 여기서는 근육 트레이닝으로 테니스엘보를 방지하는 방법도 함께 소개하겠다.

이상적인 신체 형태

이상적인 상체 형태

뭔가를 잘 던지거나, 라켓을 강하게 휘두르려면 팔이 굵어야 하고, 삼각근과 견갑골의 가동성이 좋고, 어깨도 커야 한다. 이런 신체 형태를 가진 사람은 물체에 최대의 힘을 전달할 수 있다.

오른쪽 그림은 앞서 설명한 조건에 맞는 상체를 가지고 있는데, 이는 수영 선수의 상체와 비슷하다. 이런 사람은 수영 선수와 비슷한 어깨 부상을 당할 수 있다. 자세한 사항은 50쪽의 '수영 및 수상 경기'를 참고하자. 부상을 방지하는 근육 강화 운동은 111쪽의 '수영 및 수상 경기에 좋은 운동'을 참고하자.

이상적인 하체 형태

투척 경기 선수의 하체는 단거리 주자의 하체와 비슷하다. 단 급출발, 급정지를 하기 위해서 종아리 근육이 더 발달해 있다(12쪽의 '달리기 종목' 참고). 라켓 및 투척 경기 선수는 직선으로만 달리는 단거리 주자와 달리 사방으로 뛰어다니며, 급정지도 해야 한다. 그래서 부상도 자주 나타나는데, 아킬레스건이 파열되거

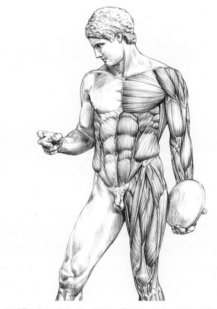

▲ 물건을 멀리 던질 때는 하체 근육뿐만 아니라 전신 근육이 다 쓰인다.

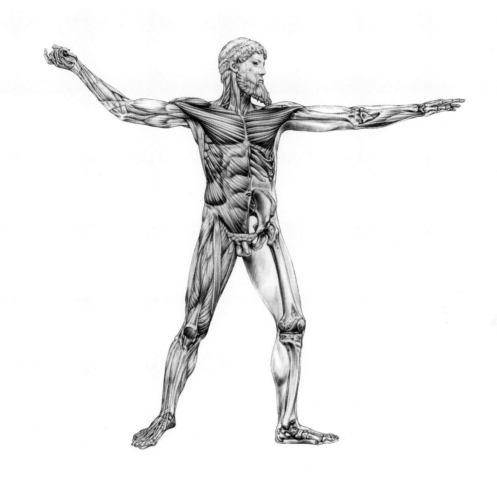

▲ 상체가 튼튼하면 사물을 던질 때 근육에 탄성 에너지를 더 잘 저장했다가 전달할 수 있다.

나 고관절 회전근을 다치기도 하고, 내전근이 심하게 손상되기도 한다. 이와 같은 좌상이나 파열을 방지하려면 해당 근육을 강화해야 한다.

팔다리의 길이와 가동 범위

대부분 스포츠, 특히 배구나 농구 같은 구기 종목에선 팔다리가 길수록 가동 범위가 넓기 때문에 유리하다. 그런데 이런 넓은 가동 범위를 근육 트레이닝할 때도 최대한 활용하는 것이 좋은지 궁금해하는 사람이 많다.

일반적으로 모든 운동은 최대 가동 범위로 하는 것이 좋다라고 알려져 있다. 하지만 몸이 큰 운동선수일수록 전체 가동 범위를 다 사용할지의 여부를 신중하게 판단해야 한다. 특히 스쿼트나 레그 프레스, 데드리프트, 숄더 프레스처럼 미는 운동을 할 때는 더 그렇다. 팔다리가 길수록 근육이 늘어나는 범위도 커지는데, 이처럼 가동 범위가 넓으면 운동할 때 동작의 정점에서 근육의 수축이 약해지기도 하므로 부상을 당할 위험이 있기 때문이다. 특히 무거운 중량을 다루게 되면 부상의 위험은 더 커진다.

따라서 키가 크다면 가동 범위를 좁혀서 운동하는 것이 현명하다. 특히 근육을 늘여주는 동작의 가동 범위를 좁혀야 부상을 방지할 수 있다. 운동할 때 바나 머신에 저항 밴드를 묶어 운동하면 다음과 같은 효과를 얻을 수 있다:

❶ 바나 머신을 아래로 내리며 근육을 늘여줄 때 몸이 받는 하중을 줄여서 부상 위험을 감소시킬 수 있다.
❷ 팔다리를 뻗을 때 긴장이 풀리는 비생산적인 가동 범위를 최소화할 수 있다.

팔꿈치 통증과 테니스엘보

투척 경기와 테니스는 팔꿈치 인대와 팔뚝 근육의 한계를 시험한다. 이 경우에는 손가락과 손목 신근을 강화하면 인대와 힘줄이 받는 부담을 줄여서 부상을 방지할 수 있다. 여기에 초점을 맞춘 근육 운동은 125쪽의 '라켓 및 투척 경기에 좋은 운동'에서 소개하겠다.

하지만 신근 운동에만 매진하지 말고 굴근 운동도 병행해야 근력 불균형을 막을 수 있다(43쪽의 '골프처럼 몸을 회전하는 종목' 참고). 또한 근육 트레이닝을 할 때는 오른손잡이라도 왼손 운동을 함께 해야 신체의 균형이 깨지지 않는다.

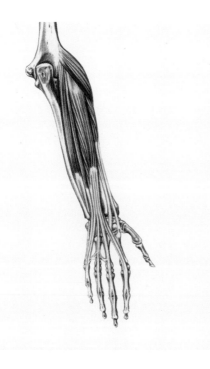

◀ 테니스엘보는 골프엘보(43쪽의 '골프처럼 몸을 회전하는 종목' 참고)와 유사한데, 손목이나 손가락 굴근이 아닌 신근에 영향을 미친다.

06 사이클 및 도로 경기

사이클은 주행 거리에 따라 선수별 근육 매스의 차이가 가장 크게 나는 종목이다. 넓적다리가 굵은 사이클 선수가 있는 반면에 빠르고 지속적으로 페달을 밟기 위해 체중과 근육 매스를 줄이는 장거리 사이클 선수도 있다. 하지만 달리는 거리와 상관없이 자신에게 필요한 신체적 목적에 맞는 근육 트레이닝을 하면 성적이 향상된다는 데에는 학자들도 이견이 없다.

우선 사이클을 하기에 적합한 근육의 형태를 분석하고, 근육 트레이닝의 효과에 대해 알아보자. 또한 사이클 선수는 상체를 숙이고 달리는 자세 때문에 요통을 자주 호소하는데, 이에 대한 것도 알아보겠다.

사이클 경기에 사용되는 근육

로드 사이클 선수 vs 경륜 선수

둘 다 비슷한 근육을 사용하지만 근육을 사용하는 방식이 많이 다르다. 경륜 선수는 네거티브 동작을 하며 축적한 엄청난 양의 탄성 에너지를 활용하며 달린다. 반면에 로드 사이클 선수는 네거티브 동작이라는 게 없기 때문에 탄성 에너지를 축적했다가 내보낼 수가 없다. 이런 차이는 근육에도 반영돼 있다. 경륜 선수는 힘줄이 길고 근육이 짧지만, 로드 사이클 선수는 근육이 길고 힘줄이 짧다.

제동력(Damping Forces)

거친 지형에서 사이클을 탈 때는 제동력 혹은 감쇠력이 매우 중요하다. 로드 사이클 선수는 지면의 충격을 몸으로 다 흡수해야 하지만, 그 힘을 활용해 페달을 더 빨리 밟을 수는 없다. 모터크로스 선수도 이와 비슷한데, 이처럼 지면의 충격을 잘 버티려면 넓적다리의 근력을 키워야 한다.

근육 트레이닝이 사이클 선수의 지구력에 미치는 영향

근육 트레이닝의 효과

사이클 선수는 근육 트레이닝을 해도 달리기 선수처럼 지구력을 크게 키우기는 어렵다(12쪽의 '달리기 종목' 참고). 비축되는 탄성 에너지가 달리기 선수처럼 많지 않기 때문이다. 그럼에도 불구하고 여러 사이클 종목, 심지어 지구력을 요하는 종목에서도 근력은 중요한 역할을 한다. 가파른 언덕을 오르거나, 시간제한이 있는 경기를 하거나, 최종 스프린트를 할 때 근력이 필요하기 때문이다.

또한 사이클 선수가 근육 트레이닝을 하면 페달링 효율(달리기 효율과 비슷한 개념)이 좋아져서 소모되는 에너지를 줄일 수 있다는 놀라운 연구 결과도 있다. 사이클링 챔피언이 평소 훈련에 더해 8주 동안 근육 트레이닝(주 2–3회씩 고중량 하프 스쿼트를 20분 실시)을 실시하자 페달링 효율이 5% 높아졌다. 또한 스쿼트 근력은 14% 증가했고, 유산소 능력을 최대한 동원해서 경주할 때 느끼는 피로가 17% 감소했다.

근육 트레이닝을 하면 사이클 선수의 성장을 방해하는 또 다른 장애물도 뛰어넘을 수 있다. 사실 자전거를 타며 지구력 트레이닝만 하면 근섬유의 힘과 지구력이 오히려 감소한다. 이때 자전거 훈련량을 줄이고 근육 트레이닝을 실시하면 근섬유의 힘을 되찾을 수 있다. 그러면 전보다 적은 근섬유를 쓰고도 똑같은 힘을 낼 수 있고, 사용되는 근섬유가 적기 때문에 에너지가 보존돼 피로가 늦게 찾아온다.

자전거를 타는 자세에 따라 동원되는 근육이 달라진다

자전거 안장의 위치에 따라 상체와 대퇴골의 각도는 무한히 바뀌는데, 이에 따라 동원되는 근육도 달라진다. 예를 들어 공기 저항을 줄이려고 상체를 앞으로 숙이면 대퇴사두근보다 둔근과 슬굴곡근이 더 동원된다. 넓적다리를 굽힐수록 대퇴사두근의 힘이 약해지고, 넓적다리 앞쪽에 힘을 보태기 위해 둔근과 슬굴곡근이 사용되기 때문이다. 반면에 등을 곧게 펴면 둔근의 동원은 감소하고, 대퇴사두근이 더 강하게 동원된다.

안장에서 엉덩이를 떼고, 서서 타는 자세에서도 대퇴사두근이 더 강하게 동원된다. 이때 다리를 곧게 펴고 지렛대 효과를 활용하면 힘이 더 효율적으로 전달되고, 체중을 이용해 페달을 더 세게 밟을 수 있다. 이는 사이클로크로스나 ATB 자전거를 탈 때 충격을 흡수하기 위해 다리를 살짝만 굽히고 달릴 때도 마찬가지다.

페달을 뒤로 당기기 위해 넓적다리의 힘을 이용하느냐, 이용하지 않느냐에 따라 무릎을 위로 드는 근육, 즉 전경골근과 대퇴직근, 요근의 운동 여부가 결정된다 (66쪽의 '달리기에 좋은 운동' 참고). 또한 넓적다리와 상체의 자세는 종아리 운동에 큰 영향을 미치는데, 다리를 곧게 펴고 페달을 밟는 스타일이라면 다리를 거의 곧게 편 상태로 종아리 운동을 해야 한다. 반면에 다리를 굽히고 페달을 밟는 스타일이라면 종아리 운동을 앉은 자세로 실시해서 비복근보다 가자미근에 자극을 집중해야 한다(66쪽의 '달리기에 좋은 운동'에서 종아리 부분 참고).

자전거를 타는 자세에 따라 근육 트레이닝 방법도 달라진다

자세를 낮추고, 앉아서 타는 자세에서 쓰이는 근육을 강화하고 싶으면 수직 레그 프레스를 하는 것이
좋다. 자세를 높이거나, 서서 타는 자세에서 쓰이는 근육을 강화하고 싶으면 45도 레그 프레스를 하자
(66쪽의 '달리기에 좋은 운동' 참고).

이 두 자세를 번갈아 활용하는 사이클 선수도 있다. 그런 경우라면 하루는 수평 레그 프레스를 하고,
다른 하루는 수직 레그 프레스를 하자. 단, 시간을 아끼려고 두 운동을 같은 날에 하는 것은 좋지 않다.
운동 방식이 거의 비슷한 이 두 운동 말고 다양한 근육을 자극하는 운동을 병행하자.

넓적다리 근육을 트레이닝할 때는 자신이 자전거를 타는 자세에 맞게 운동에 우선순위를 둬야 한다.
또한 어떤 근육 운동을 하든지 가동 범위를 잘 설정해야 다리에 힘을 더 효과적으로 전달할 수 있다. 다
리를 곧게 펴고 자전거를 타는 스타일이라면 근육 트레이닝을 할 때 가동 범위를 좁히는 것이 좋고, 다
리를 굽히고 타는 스타일이라면 가동 범위를 넓혀야 한다.

상체 운동

거의 선 자세로 오르막을 빠른 속도로 오를 때는 팔꿈치와 삼두근으로 체중 일부분을 지탱하고, 바이크
의 좌우 균형을 맞춰야 한다. 산악자전거나 ATB 선수는 넓적다리뿐만 아니라 삼두근과 전면 삼각근,
흉근으로 충격을 흡수하고, 울퉁불퉁한 지형 변화에 대응해야 하므로 그에 맞는 상체 운동을 병행해야
한다.

부상의 원인과 예방

요통

스포츠 선수라면 종목을 막론하고 대부분 요통을 호소하지만, 사이클 선수는 종목의 특성상 요통을 더 자주 호소한다. 특히 지형이 거칠수록 요통이 심하다.

등 위쪽에 통증이 발생하는 경우도 있는데, 이때는 근육 트레이닝으로 견갑골을 안정시키는 근육을 자극해서 지구력을 키워야 한다(111쪽의 '수영 및 수상 경기에 좋은 운동' 참고). 또한 이상근증후군(이상근, 추체근에 영향을 미치는)도 장거리달리기 선수나 골프 선수, 카레이서, 사이클 선수를 자주 괴롭히는 질환 중 하나인데, 통증이 둔근과 넓적다리에 느껴지기 때문에 이를 좌골신경통으로 오해하는 사람이 많다. 이런 증상을 예방하려면 운동 전에 고관절 회전근을 잘 풀어줘야 한다(93쪽의 '단체 구기 종목에 좋은 운동'과 158쪽의 종목별 트레이닝 프로그램 참고). 특히 사이클 선수는 이런 근육을 풀어주지 않으면 무릎 과사용으로 인한 통증이 잘 발생한다.

뼈의 탈회를 막는 법

대회 시즌에 사이클 선수를 분석해 보니 골 부피가 감소하는 경향이 나타났다. 투르 드 프랑스 같은 대회 참가자는 나이가 같고, 운동량이 적은 일반인보다도 골밀도가 10%나 낮았다. 즉 사이클이 뼈를 튼튼하게 만들어 준 게 아니라 오히려 골밀도를 일반인보다 떨어트린 셈이다. 특히 고관절과 척추가 약해져서, 요통이 발생할 위험이 증가했다.

이런 탈회 현상은 단순히 건강에 악영향을 끼치는 것뿐만 아니라 자전거를 타다가 넘어졌을 때 심하게 골절을 당할 위험도 키운다. 하지만 근육 트레이닝을 꾸준히 하면 탈회 현상을 막을 수 있고 건강도 증진할 수 있다. 뼈를 튼튼하게 만드는 구체적인 프로그램은 3장에서 소개하겠다.

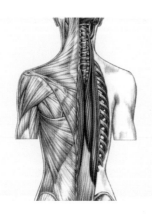

◀ 운동선수라면 종목을 막론하고 운동을 마칠 때마다 허리의 압박을 풀어주고 척추를 보호하는 근육을 강화하는 것이 좋다.

격투기

격투기, 특히 종합격투기(MMA)는 신체의 거의 모든 근육을 동원하는 스포츠이므로 근육의 폭발력, 순발력, 힘, 유연성, 지구력이 모두 필요하다. 격투기를 위한 근육 트레이닝 방법만 다룬 별도의 책을 출간했으니 자세한 정보는 그 책을 참고하자. 두 번째 장에선 파이터에게 도움이 되는 새로운 운동을 소개한다. 특히 그라운드에서 상대의 체중을 이겨내고 힘의 균형을 바꾸는데 도움되는 운동을 알아볼 것이다. 또한 격투기는 부상 위험이 큰 스포츠이기 때문에 부상 예방에 도움이 되는 운동도 소개하겠다.

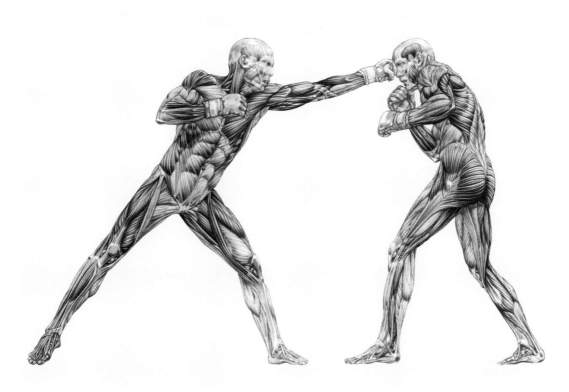

▲ 격투기처럼 부상 위험이 큰 스포츠는 드물다.

부상의 원인과 예방

격투기는 부상이 자주 발생하는 스포츠다. 격투기를 정기적으로 하는 사람 중 절반 이상이 1년 안에 부상을 당한다는 통계도 있다. 상대와의 접촉이 없는 스포츠 선수는 대부분 과사용 부상으로 끝나지만, 격투기 선수는 힘줄과 인대가 충격을 받거나 과도하게 늘어나는 부상을 당하기도 한다. 격투기 선수는 장기적으로 힘을 키우고, 힘줄과 인대를 강화하기 위한 근육 트레이닝을 실시해야 한다. 물론 다음과 같은 단기적 목표에도 초점을 맞춰야 한다:

❶ 운동하기 전에 주변 조직을 풀어주는 습관을 들이자. 대부분 부상은 시합 중이 아니라 훈련 중에 발생한다.
❷ 트레이닝을 연이어 실시해야 할 때는 특히 조직의 회복과 재생을 촉진하기 위해 노력하자.

이 2가지 목표는 생각보다 달성하기가 어렵다. 근육과 달리 힘줄과 인대는 혈액 순환이 원활하지 않기 때문이다. 따라서 혈액 순환을 극대화하기 위해 가벼운 저항 밴드로 아주 긴 세트(세트당 100−200회)를 실시하는 것이 좋다. 지루한 운동을 여러 세트 반복하는 대신에 매일 집에서 짧게 운동하는 습관을 들이자.

목과 견갑골 보호하기

목과 어깨는 상대의 타격 때문에 다치는 경우도 있고, 넘어져서 다치는 경우도 있어 격투기에서 부상을 당하기 쉬운 부위다. 두 부위를 보호하려면 근육으로 감싸는 수밖에 없다.

대퇴사두근과 슬굴곡근의 불균형

격투기 선수도 달리기 선수처럼 대퇴사두근과 슬굴곡근의 근력 균형이 맞지 않는 경우가 많다(대부분 슬굴곡근이 너무 약하다).

이런 불균형은 다리의 안정감을 떨어트려 이상적인 운동 수행을 방해한다. 또한 부상 위험, 특히 무릎 부상 위험을 증가시킨다. 144쪽의 '격투기에 좋은 운동'에서 소개한 브리지와 트랩바나 데드리프트 머신을 사용한 스쿼트를 하면 두 길항근의 근력 불균형을 바로잡을 수 있다.

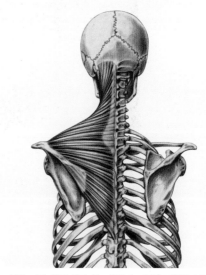

▲ 목을 따라 위로 올라가는 상부 승모근은 경추를 보호하는 근육 갑옷이다. 중앙 승모근은 견갑골을 제자리에 고정해 어깨를 안정시키는 역할을 한다. 이 부위를 강화하면 삼각근이 뒤로 펴져서 자세가 좋아지고, 관절와 속 상완골의 균형이 맞춰져 부상 위험이 줄어든다. 이는 격투기뿐만 아니라 팔을 많이 쓰는 모든 스포츠(수영, 투척 경기) 선수의 어깨 통증을 방지하는 유용한 방법이다.

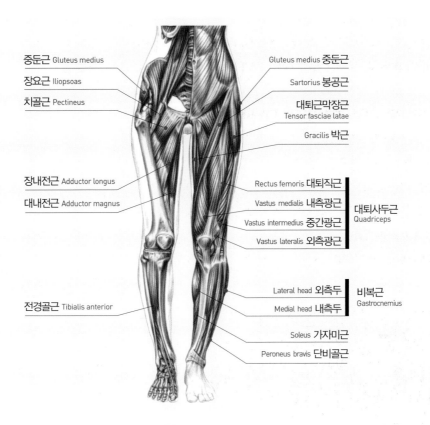

중둔근 Gluteus medius

장요근 Iliopsoas

치골근 Pectineus

장내전근 Adductor longus

대내전근 Adductor magnus

전경골근 Tibialis anterior

Gluteus medius 중둔근

Sartorius 봉공근

대퇴근막장근
Tensor fasciae latae

Gracilis 박근

Rectus femoris 대퇴직근
Vastus medialis 내측광근   대퇴사두근
Vastus intermedius 중간광근   Quadriceps
Vastus lateralis 외측광근

Lateral head 외측두   비복근
Medial head 내측두   Gastrocnemius

Soleus 가자미근

Peroneus bravis 단비골근

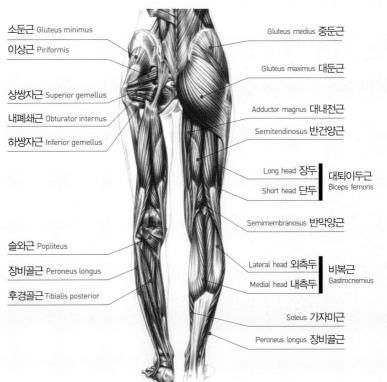

소둔근 Gluteus minimus

이상근 Piriformis

상쌍자근 Superior gemellus

내폐쇄근 Obturator internus

하쌍자근 Inferior gemellus

슬와근 Popliteus

장비골근 Peroneus longus

후경골근 Tibialis posterior

Gluteus medius 중둔근

Gluteus maximus 대둔근

Adductor magnus 대내전근

Semitendinosus 반건양근

Long head 장두   대퇴이두근
Short head 단두   Biceps femoris

Semimembranosus 반막양근

Lateral head 외측두   비복근
Medial head 내측두   Gastrocnemius

Soleus 가자미근

Peroneus longus 장비골근

63

EXERCISE
FOR
SPORTS

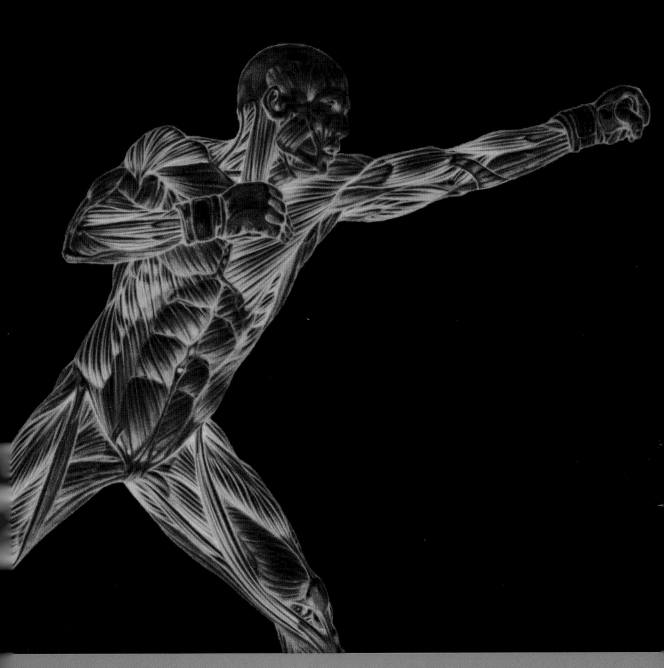

PART 02

스포츠에 도움이 되는 운동들

01

달리기에 좋은 운동

파워 러너

이 운동을 해야 하는 이유는?

다리를 뒤로 찰 때 쓰이는 하체의 모든 근육을 자극하는 기초적인 운동이다. 자세가 단거리달리기 준비 자세와 거의 비슷하다.

어떤 스포츠에 좋을까?

전력으로 질주하거나 갑자기 달리기 시작해야 하는 스포츠에 모두 도움이 된다. 또한 사이클 선수, 특히 경륜 선수에게 좋다.

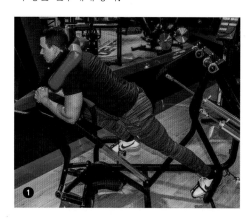 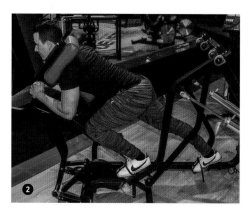

❶ 머신에 들어가 두 쿠션 사이에 머리를 넣고, 쿠션에 어깨를 댄다. 손잡이를 잡아 몸을 안정시키고 한쪽 다리를 들어서 페달을 밟은 다음 반대쪽 발도 페달에 올린다. ❷ 등을 곧게 편 상태에서 한쪽 다리를 뒤로 밀며 반대쪽 무릎을 앞으로 보낸다. 피로 지점에 도달할 때까지 반복한다.

참고

동작은 최대한 격렬하게 하자. 저항 밴드를 사용하면 더 역동적으로 운동할 수 있다.

장점

실제로 달리는 것처럼 다리를 움직이면서 넓적다리를 운동할 수 있다.

단점

다리를 뒤로 차는 근육은 완벽하게 자극되지만 무릎을 드는 근육은 자극이 덜하다. 따라서 이는 별도의 운동으로 강화해야 한다.

> ⚠️ 달릴 때보다 등이 받는 압박이 더 강하다. 중량 벨트를 차서 요추를 보호하자.

런지

이 운동을 해야 하는 이유는?
기초적인 운동인 런지는 원-레그드 스쿼트와 매우 비슷하며, 넓적다리 전체를 자극한다.

어떤 스포츠에 좋을까?
달리기 선수, 사이클 선수, 펜싱 선수처럼 양쪽 다리를 따로 움직여야 하는 운동선수에게 좋은 운동이다.

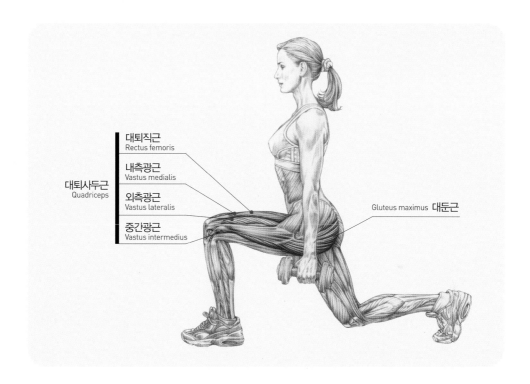

대퇴직근
Rectus femoris

내측광근
Vastus medialis

대퇴사두근
Quadriceps

외측광근
Vastus lateralis

중간광근
Vastus intermedius

Gluteus maximus 대둔근

❶ 양발을 모으고, 다리를 곧게 펴고 서서 손을 엉덩이나 넓적다리에 올린다. ❷ 왼쪽 다리를 앞으로 크게 내딛었다가 출발점으로 돌아온다. 같은 다리로 반복하거나, 반대쪽 다리와 번갈아 실시한다.

참고
상체를 앞으로 숙일수록 슬굴곡근과 둔근이 더 동원되고, 등을 곧게 세울수록 대퇴사두근이 더 동원된다. 또한 가동 범위가 넓을수록 둔근과 넓적다리 뒤쪽 근육이 더 자극되고, 가동 범위가 좁으면 대퇴사두근이 더 자극된다. 런지를 할 때 저항을 늘리고 싶다면 뒤쪽 다리를 곧게 펴거나, 양손이나 어깨로 중량을 들고 실시하자.

변형 운동

Ⓐ 벤치에서 런지를 실시하면 난이도가 올라간다.

Ⓑ 런지를 1회 할 때마다 점프하며 다리를 바꿔도 된다. 이렇게 하면 운동하다 정지하는 능력과 폭발력이 향상된다. 근육 트레이닝을 할 때는 가속뿐만 아니라 감속에도 신경을 쓰며 운동해야 한다. 근육에 '브레이크'를 걸려면 편심성 근력이 필요하기 때문이다. 편심성 근력이 강하면 관절의 손상을 최소화할 수 있다(그러면 몸이 위험하게 꺾이거나 부상이 발생하는 걸 막을 수 있다). 또한 정지했다가 다시 폭발적으로 출발할 수도 있다.

Ⓒ 사이드 런지는 옆으로 이동하는 동작에 필요한 근육을 자극하므로 구기 종목, 라켓 종목, 격투기에 도움이 된다.

Ⓓ 사이드 런지를 할 때 저항을 늘리고 싶으면 저항 밴드를 골반에 두르고 밴드 반대쪽을 운동하는 다리의 중간 높이에 고정하자.

Ⓔ 머신을 사용하면 운동 중에 저항의 강도를 바꿀 수 있다.

장점

런지는 넓적다리 전체를 자극하며, 별 다른 도구 없이 어디서든 실시할 수 있다. 또한 스쿼트나 데드리프트처럼 척추를 강하게 압박하지도 않는다.

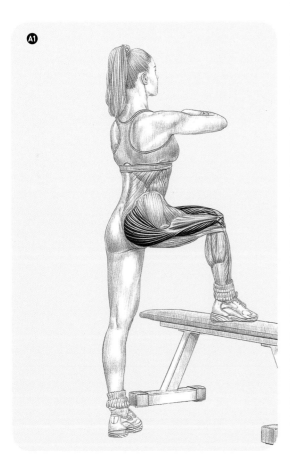

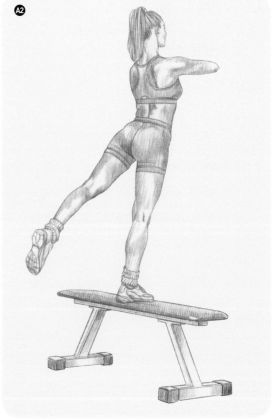

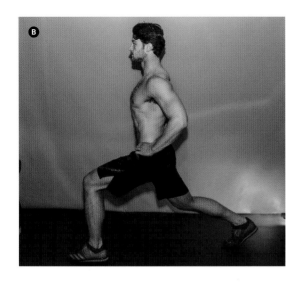

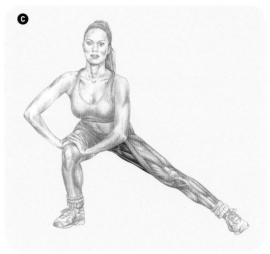

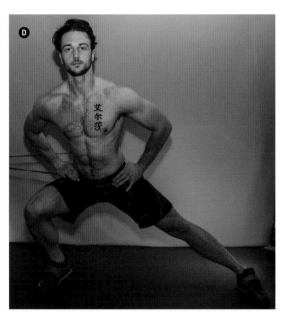

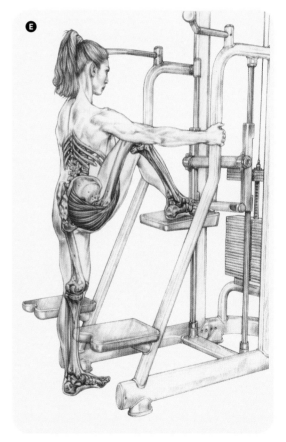

⚠ 무릎이 발보다 앞으로 나가면 슬개골이 받는 부담이 증가한다. 무릎을 보호하고 싶으면 발을 바닥에 조심스럽게 내려놓고, 종아리로 충격을 흡수하자. 또한 근육에 피로가 누적됐을 때는 균형을 잃지 않도록 주의하자.

수평, 수직, 45도 레그 프레스

이 운동을 해야 하는 이유는?
넓적다리 전체를 자극하는 기초적인 운동이다. 운동 시 발의 위치에 변화를 줘서 근육이 늘어나는 각도를 바꾸면 둔근과 슬굴곡근을 동원할 수도 있다.

어떤 스포츠에 좋을까?
상부 슬굴곡근이 파열될 정도로 강하게 동원되는 스포츠 선수에게 좋다. 달리기 선수가 좋은 예다.

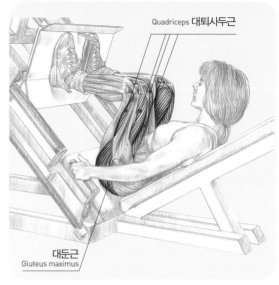

▲ 45도 레그 프레스

■ 수직 레그 프레스

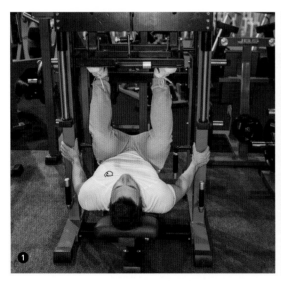 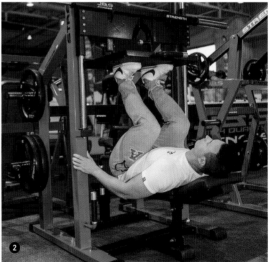

❶ 쿠션에 등을 기대고 누운 다음 다리를 하나씩 들어서 발판에 발을 올린다. 자세가 안정되면 안전장치를 풀고 발판을 내린다. ❷ 대퇴사두근이 상체에 닿으면 다리를 편다. 다시 처음부터 반복한다. 수직 레그 프레스는 다른 레그 프레스보다 슬굴곡근과 둔근을 더 강하게 자극한다.

■ 수평 혹은 45도 레그 프레스

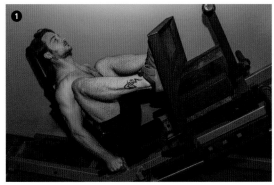 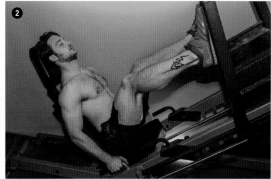

45도 레그 프레스 머신에서 발판의 높은 지점에 발을 올리고 운동하면 수직 레그 프레스를 할 때와 동일한 근육이 동원된다. ❶ 먼저 좌석 높이를 조정해서 발판과 수평을 맞춘다. 발은 발판에서 최대한 위에 올리되 불편할 정도로 높이 올리진 말자. 자세를 잡으면 안전장치를 풀고 발판을 내린다. ❷ 대퇴사두근이 상체에 닿으면 다리를 펴고 다시 처음부터 반복한다.

포인트 레슨
양발을 넓게 벌릴수록 다리를 아래로 더 굽혀야 상체에 닿는다. 이렇게 하면 넓적다리 뒤쪽과 내전근이 더 잘 늘어난다.

참고
넓적다리로 속도를 컨트롤하며 발판을 내려야 슬굴곡근이 강한 스트레칭에 적응할 수 있다. 동작이 수월해지면 중량을 늘리는 대신에 다리를 아래로 더 굽혀보자.

장점
발을 발판에서 높이 올려놓고 운동하면 색다른 각도에서 근육을 자극할 수 있고, 운동 하나로 넓적다리 전체를 동원할 수 있다. 둔근, 특히 슬굴곡근을 집중적으로 자극할 수 있기 때문에 달리기 선수에게 좋다.

⚠ 등을 아치 형태로 만들수록 가동 범위가 넓어져서 수축이 강해진다. 하지만 그만큼 요추 디스크를 다칠 위험도 커지니 주의하자.

TIP

두 다리를 따로 운동할 수 있는 프레스 머신도 있다. 주로 수평 프레스 머신이 그러한데, 이는 실제 달리기 동작과 유사한 움직임으로 근육을 강화할 수 있다.

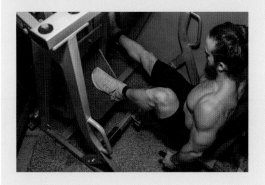

글루트-햄 레이즈(GHR), 레이저 컬, 노르딕 햄스트링 컬

이 운동을 해야 하는 이유는?

▶ 이 3가지 운동은 모두 맨몸 운동이며, 준비 자세도 비슷하다. 셋 다 발을 발목 패드에 고정하고, 지렛대 효과를 이용해 슬굴곡근의 힘으로 상체를 들어 올린다. 슬굴곡근이 강화되며, 부상 예방에도 도움이 되는 중요한 운동이다.

▶ 노르딕 햄스트링 컬은 무릎만 동원되는 단일 관절 운동이지만, 레이저 컬과 GHR은 고관절과 무릎이 같이 동원되는 이관절 운동이다. 가장 쉬운 운동(GHR)에서 출발해 점점 어려운 운동(레이저 컬과 노르딕 햄스트링 컬)으로 넘어가자.

어떤 스포츠에 좋을까?

달리고 점프하는 모든 스포츠에 도움이 된다.

■ GHR

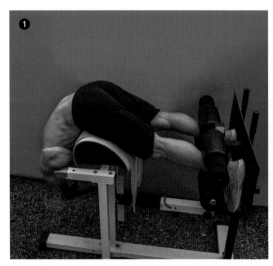 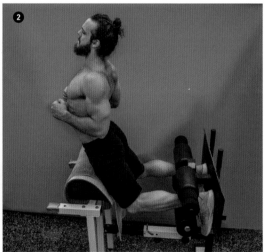

❶ GHR 벤치에 무릎을 꿇고 발목 패드에 발을 고정한다. 양손은 가슴에 올리고 상체를 바닥과 수직이 되도록 숙인다. ❷ 발끝으로 발판을 밀며 슬굴곡근과 둔근, 허리에 동시에 힘을 주어 상체를 들어 올린다. 이때 상체는 바닥과 수평을 이루고, 다리와 일직선이 돼야 한다. 그 상태에서 무릎을 굽혀 넓적다리 뒤쪽과 허리가 종아리와 거의 90도를 이루게 하자. 이때 완전히 90도까지 올라가면 근육의 긴장이 풀릴 수 있으므로, 긴장이 풀어지기 전까지만 올라간 다음 멈추지 말고 곧장 아래로 내려간다. 동작이 어렵다면 처음엔 손으로 벤치를 밀어 보조하자.

무릎을 무릎 패드 아래쪽으로 미끄러트려서 균형을 잡으면 상체를 들기 쉬워진다.

참고

요즘엔 크로스핏 덕분에 GHR 벤치를 들여놓은 헬스클럽이 늘어나고 있고, 이를 이용해 더 다양한 운동을 실시할 수 있다. GHR 벤치의 장점은 다음과 같다:

▶ 이 벤치가 있으면 일반적인 GHR과 레이저 컬, 노르딕 햄스트링 컬을 할 수 있다. 또한 상체를 바닥과 수직이 될 때까지 숙일 수 있기 때문에 가동 범위가 넓고, 슬굴곡근도 더 잘 늘어난다. 앞에서도 설명했지만 이처럼 슬굴곡근을 늘여주는 운동을 하면 슬굴곡근 파열을 예방할 수 있다.

▶ GHR 벤치에선 양발을 넓게 벌릴 수 있다. 양발의 너비는 자신의 스포츠에 맞게 설정하면 된다(직선에 가깝게 달리는 스포츠는 양발의 너비를 좁히고, 측면으로 많이 움직이는 스포츠는 넓힌다). 두 너비를 다 활용하고 싶으면 한 세트는 양발을 모으고, 한 세트는 넓게 벌리고 실시하자.

▶ 발목 패드가 뒤꿈치를 잡아주고, 발판이 지지대 역할을 하기 때문에 상체를 들어 올릴 때 종아리 근육도 동원된다. 사실 발로 발판을 밀지 않으면 슬굴곡근이 더 잘 고립되긴 하지만 힘은 많이 못 낸다. 넓적다리 뒤쪽을 고립하는 레그 컬이나 데드리프트 같은 운동을 할 때는 발끝이나 종아리의 힘을 쓰기가 어렵다. 반면에 GHR 벤치에선 발끝으로 발판을 밀어 더 많은 힘을 쓸 수 있다. 이는 실제 달릴 때와 유사한 근육 수축 방식이기 때문에 최대한 활용하는 것이 좋다.

 GHR 벤치는 세팅에 따라 운동 난이도가 완전히 달라지기 때문에 자신의 근력에 맞게 세팅해야 한다.

■ 무릎 높이가 발보다 낮을수록 운동이 쉬워진다. 발과 무릎을 일직선에 놓아서 종아리가 바닥과 수평을 이루면 운동이 어려워진다.

■ 발목 패드와 무릎 패드의 거리가 멀수록 수축할 때 무릎을 더 아래로 내릴 수 있고, 상체를 들기도 쉬워진다. 반면에 발목 패드와 무릎 패드가 가까우면 수축할 때 무릎을 아래로 미끄러트리기가 어렵고 체중과 반동을 활용해 상체를 들기도 힘들어져, 슬굴곡근이 더 강하게 자극된다.

■ 레이저 컬

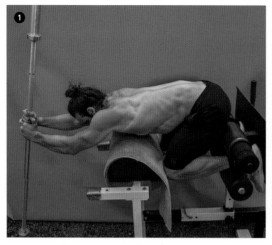 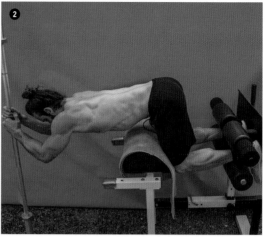

❶ 앱 벤치나 랫 풀다운 벤치, GHR 벤치에 무릎을 꿇고 뒤꿈치를 고정한다. 종아리를 깔고 앉고, 양손은 가슴에 모을 수 있으면 모은다. ❷ 천천히 상체를 앞으로 밀며 무릎과 둔근을 펴서 등과 다리가 일직선이 되게 한다. 처음엔 둔근과 종아리의 거리를 너무 벌리지 말자. 상체를 앞으로 보낼수록 운동이 어려워지기 때문이다. 동작이 익숙해져서 힘이 붙으면 몸을 바닥과 평행으로 만들었다가 슬굴곡근의 힘으로 원위치로 돌아오도록 하자.

TIP

사진과 같이 바를 붙잡고 동작을 실시하면 운동을 더 쉽게 익힐 수 있다. 처음엔 둔근과 종아리의 거리를 짧게 움직였다가 점점 늘려 나가자. 동작이 익숙해지면 봉을 놓고, 양손을 가슴에 모으고 실시해 보자.

참고

슬굴곡근은 다관절 근육이기 때문에 레이저 컬이 노르딕 컬보다 훨씬 쉽다. 노르딕 햄스트링 컬을 할 때는 슬굴곡근 양 끝이 모두 수축하지만, 레이저 컬은 포지티브 동작을 할 때는 슬굴곡근이 무릎 부근에선 수축하고 고관절 부근에선 늘어나며, 네거티브 동작에선 그와 반대가 된다. 따라서 레이저 컬을 할 때 슬굴곡근의 힘을 더 많이 쓸 수 있다.

■ 노르딕 햄스트링 컬

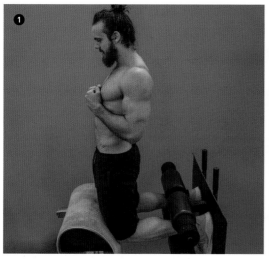 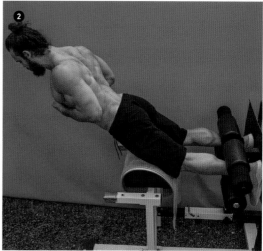

❶ 앱 벤치나 랫 풀다운 벤치, GHR 벤치에 무릎을 꿇고 뒤꿈치를 고정한다. 양손을 가슴에 모으고, 넓적다리를 종아리와 수직이 되게 세워서 슬굴곡근과 등이 일직선을 이루게 한다. ❷ 등과 넓적다리를 동일선상에 놓고 상체를 앞으로 숙인다. 처음엔 3cm 정도만 내려가고 점차 늘려 나가자. 동작이 익숙해지면 양손으로 바닥을 찍고 슬굴곡근의 힘으로 일어선다.

TIP

원위치로 복귀하기 어렵다면 손으로 바닥을 짚어 동작을 보조해도 좋다. 또는 양손을 넓적다리 뒤에 대고 팔의 힘을 활용해도 좋다.

포인트 레슨

이 운동은 팔의 위치에 따라 난이도가 크게 달라진다. 팔을 몸 옆에 놓고 실시하면 쉽고, 머리 뒤로 양손을 깍지 끼거나 중량을 들고 실시하면 어렵다.

무릎을 무릎 패드에 대고 있기 때문에 체중의 반동을 이용해 상체를 쉽게 들진 못한다. 체중에 이끌려 너무 밑으로 내려가 버리면 다시 올라오기 어려우니 주의하자. 천천히 조심스럽게 운동하고, 만약 너무 밑으로 내려가서 올라오지 못하거나 넓적다리의 힘이 약한 경우에는 손으로 바닥을 짚고 올라오자.

변형 운동

Ⓐ 도구나 장비가 없으면 파트너가 벤치의 역할을 대신해 발을 잡고 실시한다.

Ⓑ 팔로 바닥을 밀어 스스로 운동을 보조할 수 있는 벤치도 있다.

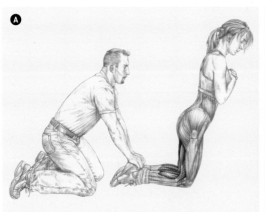
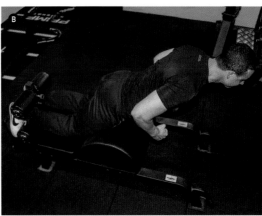

장점

GHR, 레이저 컬, 노르딕 햄스트링 컬 이 3가지 운동은 하강 동작, 즉 네거티브 동작으로 실시한다. 이는 슬굴곡근을 강화시켜 부상을 방지하는 효과가 있고, 근육이 파열됐다가 다시 운동을 시작하려는 사람에게도 적합한 운동이다. 포지티브 동작을 할 때 너무 힘들면 손으로 바닥을 짚고 올라오자. 상체를 바닥으로 얼마나 내리는지에 따라서 네거티브 동작을 할 때 근육이 늘어나는 정도가 달라진다. 부상이 있거나 초보자라면 제한된 가동 범위로 운동하다가 점차 범위를 늘려 나가자.

단점

역학적으로 슬개골에 큰 부담을 주는 운동이므로 GHR 벤치가 없으면 무릎을 보호할 푹신한 쿠션이라도 준비하자.

> ⚠ 동작은 천천히 실시하고, 체중을 못 이겨 몸이 끌려가지 않도록 주의하자. 운동 중에 종아리가 움직이면 떨어질 수도 있으니 머신이나 파트너의 도움을 받아 단단히 고정하자.

풀 스루

이 운동을 해야 하는 이유는?

주로 고관절을 동원하고, 무릎 관절도 어느 정도 동원하는 운동이다. 또한 슬굴곡근, 둔근, 등 근육을 비롯한 수많은 근육이 자극된다. 운동의 목표는 슬굴곡근이 팽팽히 긴장한 상태에서 늘어나는 것에 익숙해지는 것이다. 이렇게 하면 슬굴곡근의 빈번한 파열을 막을 수 있다.

어떤 스포츠에 좋을까?

넓적다리 뒤쪽, 특히 상단 근육을 강화하는 운동이므로 달리는 동작이 있는 모든 스포츠에 좋다.

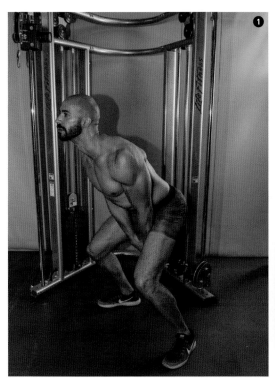 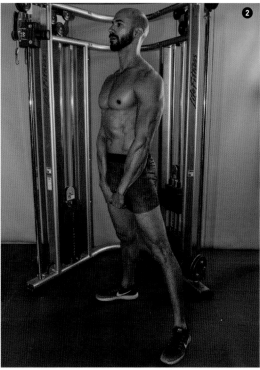

❶ 뒤쪽에 있는 하단 도르래의 손잡이를 양손으로 잡는다. 상체를 숙여도 중량이 중량 스택에 닿지 않도록 앞으로 몇 걸음 나가자. 양발은 최소 어깨너비로 벌리고, 슬굴곡근의 유연성이 허락하는 범위 안에서 상체를 최대한 앞으로 숙인다. ❷ 하위 지점에 도달했으면 다시 상체를 들어 올린다. 운동하는 내내 상체가 바닥과 완전히 수직이 되지 않도록, 앞으로 살짝 숙인 상태를 유지하는 것이 좋다.

변형 운동

Ⓐ 이 운동은 다리를 완전히 펴고 해도 되고, 살짝 굽히고 해도 된다. 또는 신장 단계에선 다리를 거의 90도에 가깝게 굽혔다가 수축하면서 점점 펴도 된다. 각각의 방법에 따라 슬굴곡근의 자극 방식이 달라지니 참고하자.

Ⓑ 도르래가 없으면 저항 밴드를 뒤쪽의 고정된 물체 아래쪽에 묶고 운동해도 좋다.

Ⓒ 도르래 대신 덤벨을 써도 된다.

Ⓓ 케틀벨을 써도 된다. 중량을 다리 사이에 끼우고 있지 말고 한 손이나 양손으로 케틀벨 스윙을 하자 (한쪽 팔로만 스윙을 할 거라면 운동 중에 잠시도 쉬지 말자). 이 운동은 근력과 지구력을 키우는 컨디셔닝 운동이므로 긴 세트(세트당 최소 20회)로 실시하는 것이 일반적이다. 따라서 무거운 중량을 사용하는 근육 트레이닝과는 차이가 있으니 너무 무거운 중량으로 하지는 말자. 케틀벨을 사용하면 허리와 어깨가 더 강하게 자극되므로 배구, 테니스, 격투기 선수에게 도움이 된다.

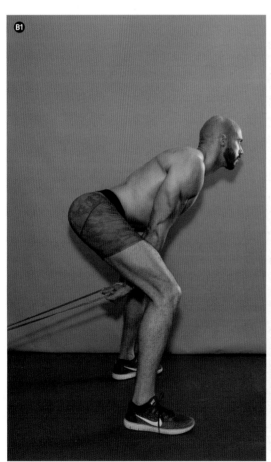
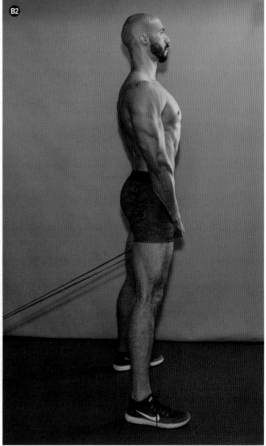

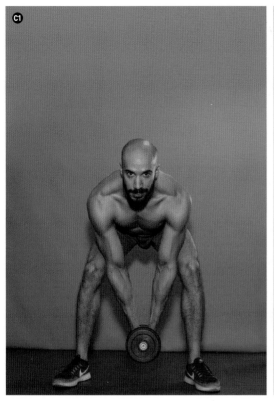

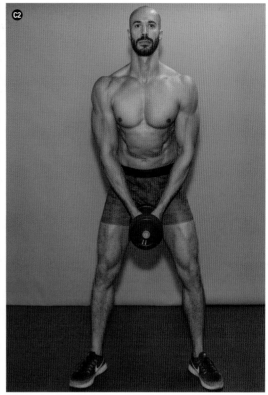

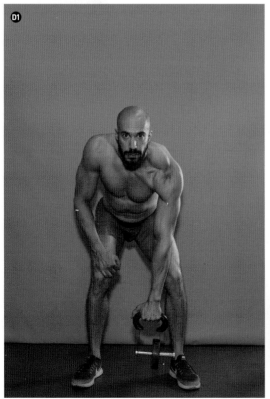

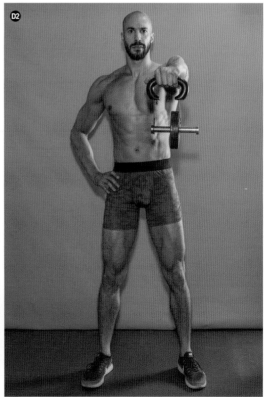

포인트 레슨

각 근육이 동원되는 정도에 변화를 줄 수 있다. 운동 중에 둔근을 수의적으로 수축하는 정도에 따라 둔근의 자극 강도가 달라진다. 또한 상체를 앞으로 많이 숙이면 슬굴곡근보다 허리가 더 강하게 자극되고, 상체를 세우면 슬굴곡근이 더 강하게 자극된다.

참고

양발을 넓게 벌릴수록 아래로 더 내려갈 수 있고, 가동 범위도 넓어진다. 또한 양발 간격을 조정해 근육 동원에 변화를 줄 수도 있다.

장점

근육 트레이닝을 하기 전에 몸을 풀기 좋은 운동이다. 이 운동도 허리에 긴장감을 주긴 하지만 데드리프트 같은 운동이 디스크에 가하는 압박과는 비교가 안 된다.

단점

중량이 일정 수준 이상으로 무거워지면 도르래가 몸을 뒤로 당기기 때문에 제자리에 서 있기 힘들다. 이는 근력보단 안정감의 문제로, 개인마다 사용할 수 있는 중량에 한계가 있기 때문이다. 이 경우에는 중량을 줄이고 더 많은 횟수를 반복하는 것이 낫다.

> ⚠ 데드리프트와 마찬가지로 등을 곧게 펴는 것보다 아치로 만드는 것이 힘을 더 쓸 수 있다. 하지만 이 자세는 디스크에 위험한 자세이기도 하다. 따라서 상체를 앞으로 좀 덜 숙이더라도 척추는 곧게 세우고 운동하자.

레그 컬

이 운동을 해야 하는 이유는?
슬굴곡근, 특히 무릎 주변의 슬굴곡근 하단을 자극하는 고립 운동이다.

어떤 스포츠에 좋을까?
달리기나 점프 동작이 있는 모든 스포츠에 좋다.

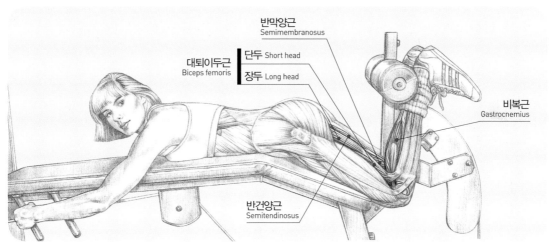

▲ 엎드려서 하는 레그 컬

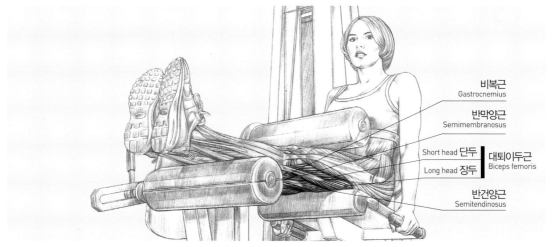

▲ 앉아서 하는 레그 컬

❶ 중량을 설정하고 머신 위에 엎드려 자세를 잡는다. 발목은 패드 밑에 넣어 고정하고, 슬굴곡근의 힘으로 둔근을 향해 발을 당긴다. ❷ 다시 발을 내려 근육을 늘려준다.

변형 운동

Ⓐ 앉아서 운동할 수 있는 머신도 있다. 이 자세는 단거리달리기를 할 때와 유사한 방식으로 근육을 자
극하여 근육 및 인대 강화에 도움을 준다. 하지만 무릎 십자인대에 더 강한 압박을 가하기 때문에 십
자인대에 피로나 손상이 누적된 사람에게는 추천하지 않는다.

Ⓑ 스탠딩 레그 컬 머신도 있다. 이 머신은 부상을 당했을 때 두 다리를 따로 운동할 수 있다.

Ⓒ 머신이 없으면 지면과 가까운 낮은 높이에 저항 밴드를 고정하고 레그 컬을 해도 된다. 이는 달리기
를 하기 전에 슬굴곡근과 무릎 십자인대를 풀기 좋은 방법이다. 긴 세트로 실시하면 근육의 회복에
도 도움이 된다.

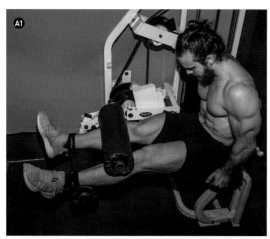

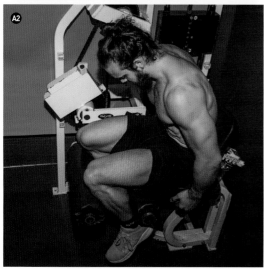

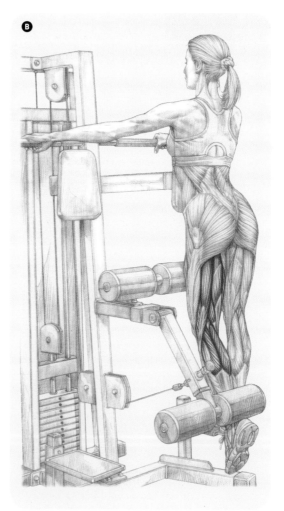

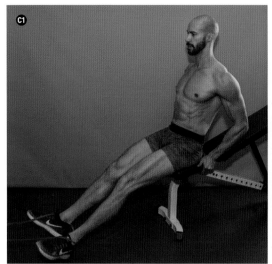 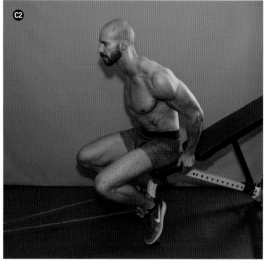

TIP

운동할 때 발끝을 몸쪽으로 당겨서 동작하면 힘을 더 많이 낼 수 있고, 아랫다리 앞쪽 근육까지 자극된다. 하지만 전 경골근에 통증이 느껴진다면 발끝을 앞으로 펴서 경골과 동일 선상에 놓고 운동하자.

⚠️ 허리를 아치 형태로 만들면 힘을 더 쓸 수 있지만, 요추 압박이라는 대가가 뒤따른다.

장점

슬굴곡근 아래쪽을 자주 다치는 사람에게 특히 중요한 운동이다. 또한 일반적인 운동으로는 강화하기 힘든 슬와근도 동원된다.

단점

이처럼 넓적다리 뒤쪽만 고립하면 무릎이 심한 부담을 받는다. 따라서 이미 무릎이 손상된 사람은 통증을 느낄 수 있으므로 추천하지 않는다.

벤트-니 레그 리프트

이 운동을 해야 하는 이유는?

대퇴직근, 대퇴근막장근, 복근, 요근에 특히 좋은 기초적인 운동이다. 다리를 들어 올리는 근육이 동원되기 때문에 종아리가 굵고 넓적다리가 무거운 사람일수록 이 운동을 꼭 해야 한다.

어떤 스포츠에 좋을까?

단거리달리기, 도약 등 경기 중에 달리거나 점프하는 종목의 선수에게 매우 중요한 운동이다. 또한 공을 차는 동작에도 도움을 준다.

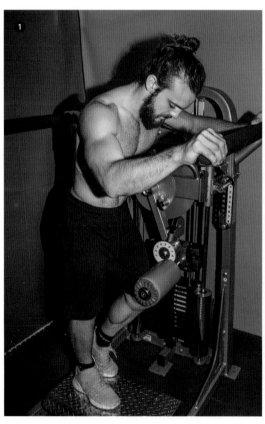 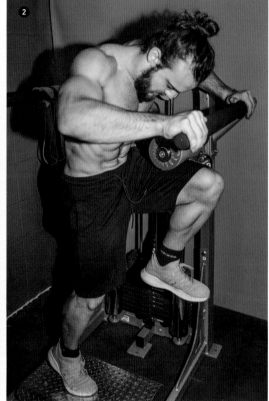

❶ 선 자세에서 무릎 쿠션이 무릎 바로 위에 올 수 있도록 머신을 조정한다. 머신 가동부 때문에 넓적다리가 몸 뒤쪽에 놓일 것이다. ❷ 앞쪽 손잡이를 잡아 몸을 지탱하고 무릎을 최대한 높이 들며 복근의 힘을 동원해 복부를 조인다. 정점에 도달하면 무릎을 출발점으로 내렸다가 반복한다. 한쪽 다리로 운동을 마친 다음에는 곧바로 반대쪽 다리로 반복하자.

변형 운동

Ⓐ 머신이 없을 때, 집에서 트레이닝하고 싶을 때, 경기장에서 몸을 풀고 싶을 때는 원판이나 덤벨, 저항 밴드를 사용하여 운동하자.

Ⓑ 앉아서 하는 벤트-니 레그 리프트의 가동 범위는 사이클을 탈 때의 가동 범위와 비슷하다.

Ⓒ 무릎을 들고 고관절을 회전해 반대쪽 대퇴사두근 중앙으로 뒤꿈치를 이동시키자. 이렇게 하면 축구에서 패스를 할 때 쓰이는 봉공근이 자극된다.

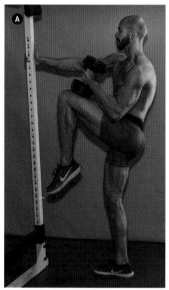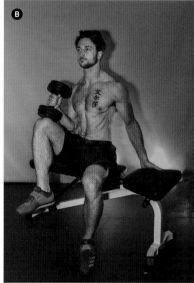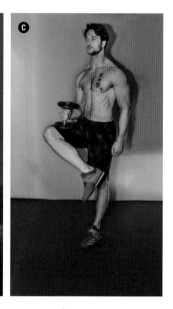

장점
무릎이 아프거나, 트레이닝 전에 무릎을 풀어줄 때 이 운동을 몇 세트하면 좋다.

단점
두 다리를 개별적으로 운동해야 하므로 지구력을 향상시킬 수 있지만, 시간이 많이 걸린다.

 다리를 아래로 내렸을 때 허리를 아치 형태로 만들면 안 된다.

스탠딩 카프 레이즈

이 운동을 해야 하는 이유는?

종아리 전체와 발바닥 근육을 자극하는 고립 운동이다. 종아리가 강하고 튼튼해지면 단거리달리기 속도도 빨라진다. 종아리 편심성 근력 트레이닝을 12주간 실시하자 아킬레스건의 단단함이 82% 증가하고, 근력이 49% 증가했다는 연구 결과도 있다.

어떤 스포츠에 좋을까?

다리를 사용해 움직여야 하는 모든 스포츠에 좋다.

발바닥을 바닥이나 발판, 계단에 붙이고 선다. 발끝으로 바닥을 밀어 몸을 최대한 높이 들었다가 내려오고 동작을 반복한다.

TIP

허리 압박을 피하고 싶다면 벨트 스쿼트 타입의 머신을 사용하자.

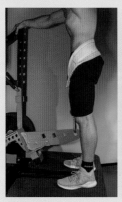
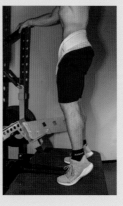

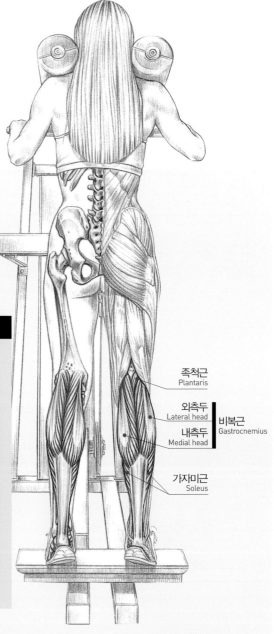

족척근
Plantaris

외측두
Lateral head

내측두
Medial head

비복근
Gastrocnemius

가자미근
Soleus

포인트 레슨

다리 사이의 간격과 양발의 방향을 조정해서 자신에게 최대한 자연스러운 자세로 운동하자.

변형 운동

Ⓐ 머신이 없으면 한 손이나 양손에 덤벨을 들고 저항을 높여서 운동하자.

Ⓑ 양쪽 발끝에 저항 밴드를 두르고, 양손으로 밴드를 잡고 운동할 수도 있다. 경기장에서 몸을 풀 때나 운동을 마치고 회복을 촉진할 때 활용하면 몸에 안정감이 생긴다.

Ⓒ 머신에 앉아서 종아리를 운동해도 좋다.

Ⓓ 쭈그려 앉아서 운동하는 방법도 있다. 이처럼 다리를 완전히 굽히고 실시하는 변형 운동은 종아리 트레이닝에서 차지하는 비율이 10%를 넘으면 안 된다. 서서 하는 종아리 운동보다 운동 효과가 떨어지기 때문이다(그라운드 파이팅, 다운힐 스키, 사이클 같은 특수한 경우는 예외다).

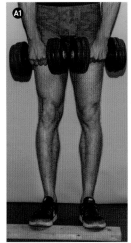
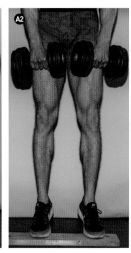
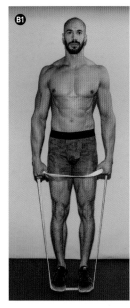
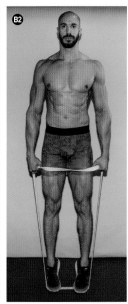
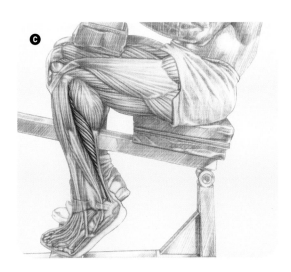
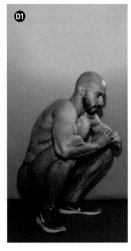
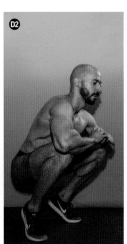

근육 운동을 할 때 종아리의 가동 범위를 최대한 사용해야 할까?

종아리 근육 트레이닝을 할 때 발끝을 계단에 걸치고 뒤꿈치를 최대한 아래로 내려서 가동 범위를 넓히는 사람이 있다(왼쪽 사진 참고). 이 방식은 주로 종아리의 근육 매스를 최대한 키워야 하는 보디빌더들이 쓰는 테크닉이다. 하지만 이러한 운동법이 다른 종목 선수에게도 좋으리라는 법은 없다. 예를 들어 달리기 선수는 종아리가 굵어지면 무게가 무거워지고, 다리를 들 때 에너지가 더 많이 소진되므로 역효과를 보기 쉽다. 종아리 힘줄이 발달한 사람은 이 운동을 할 때 근육을 많이 늘여줄 필요가 없다. 즉 달리기 선수라면 맨땅에서 운동하거나, 3cm를 넘지 않는 발판을 밟고 운동하는 것이 좋다(오른쪽 사진 참고). 실제로 실력 좋은 단거리달리기 선수는 발목의 유연성이 떨어진다는 연구 결과도 있다. 이처럼 발목이 뻣뻣하면 부상 위험은 증가하지만, 종아리에서 탄성 에너지가 더 잘 방출돼 힘차게 달릴 수 있고 에너지도 절약된다. 달리기가 아닌 다른 종목의 선수는 자기 종목에 맞게 종아리를 늘일 범위를 정하면 된다. 예를 들어 사이클 선수, 특히 경륜 선수는 달리기 선수보다 종아리를 더 신장해야 한다.

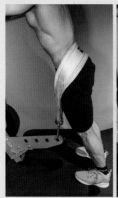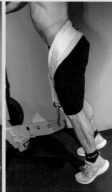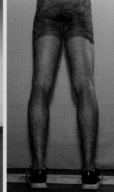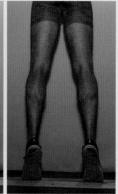

장점
종아리 전체를 직접 자극하는 이 운동은 별 다른 도구가 필요 없기 때문에 어디서든 실시할 수 있다. 트레이닝이나 시합을 앞두고 아킬레스건을 풀기에도 좋다.

단점
굵은 종아리를 타고난 사람은 이 운동을 자주 하면 안 된다. 무거운 중량으로 한 세트만, 가끔씩 실시하자.

 중량을 사용하면 척추가 부담을 받는다.

맨발로 운동하면 발가락을 사용해 몸을 바닥에 더 잘 고정할 수 있다. 이는 발 근육이 그만큼 더 많이 쓰인다는 뜻으로 달리기 같은 종목에 도움이 된다. 사실 발바닥 근육 때문에 한 걸음을 내디딜 때마다 통증이 느껴진다는 선수가 많다. 또한 발바닥 근육이 너무 약하면 달리기 선수의 부상 위험과 다리 통증이 증가한다는 연구 결과도 있다. 즉 발바닥 근육은 작지만 매우 중요한 근육이란 뜻이다. 집에서 트레이닝한다면 맨발로 종아리 운동을 하자.

수건 컬

이 운동을 해야 하는 이유는?
발바닥 근육을 잘 풀고 강화해서 심각한 통증을 방지할 수 있다.

어떤 스포츠에 좋을까?
발로 움직여야 하는 모든 스포츠에 도움이 된다.

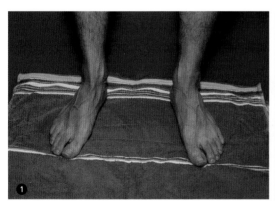 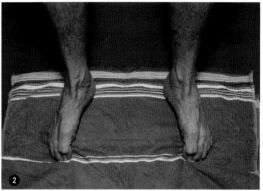

❶ 자리에 앉아서 큰 수건을 바닥에 깔고 그 위로 발을 올린다. ❷ 발가락을 굽혀서 몸쪽으로 수건을 당긴다. 수건을 다 당겼으면 신근을 사용해서 수건을 다시 평평하게 편다.

포인트 레슨

몇 번만 해보면 숙련도가 높아질 것이다. 신발을 신고 있을 때도 신발 안에서 발가락을 20-30회 굽히는 식으로 운동해도 좋다. 특히 날이 추운 겨울에는 근육이 '언' 상태에서 운동을 시작하지 말고 이 운동부터 실시하여 몸을 푸는 습관을 들이자.

변형 운동

서서 운동하면 난이도가 높아진다. 발에 가해지는 하중이 크게 증가하기 때문이다.

참고

단순한 몸풀기 운동이기 때문에 근육이 지치기 전에 끝내야 한다.

장점

근육이 잘 고립되고, 저항을 조절하기도 쉬워서 통증이 있는 사람도 할 수 있다.

단점

통증이 심한 사람은 큰 효과를 보기 어렵다.

 너무 자주 하진 말자. 특히 운동을 마치고 발바닥이 회복하기까지 긴 시간이 필요한 사람이라면 더더욱 그렇다.

TIP

발바닥 근육을 강화하고 싶으면 우선 이 운동부터 실시하자. 그러다 발에 피로가 느껴지면 곧장 스탠딩 카프 레이즈(86쪽 참고)를 실시해서 한층 더 강화하자. 운동을 마치거나 발에 쥐가 나면 공으로 근육을 풀며 마사지하자.

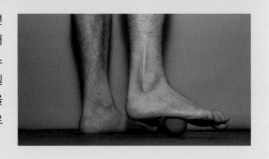

토 레이즈

이 운동을 해야 하는 이유는?

전경골근을 고립하는 운동이다. 정강이에 통증이 느껴진 후에야 정강이에도 근육이 있다는 사실을 깨닫는 운동선수가 많다.

어떤 스포츠에 좋을까?

만성 운동성 구획증후군을 앓을지도 모르는 모든 종목의 선수에게 좋다. 아랫다리와 정강이가 튼튼하면 격투기와 사이클뿐만 아니라 축구 선수에게도 도움이 된다.

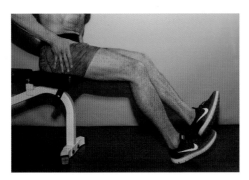

벤치나 의자에 앉아 뒤꿈치를 바닥에 댄다. 오른발 발끝을 들고 왼발을 그 위에 살짝 올려 저항을 가한다. 왼발로 오른발을 누를 때, 오른쪽 전경골근의 힘으로 저항해 오른발이 내려가는 속도를 늦춘다. 발이 바닥에 닿으면 이번엔 왼발 발끝을 들고, 오른발을 그 위에 올려 동작을 반복한다. 양발을 바꿔 가며 실시하자.

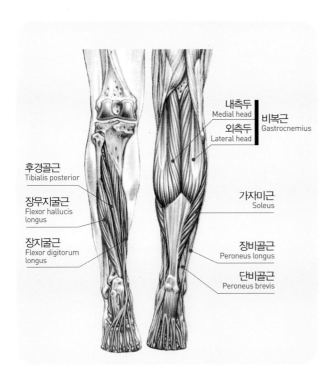

내측두
Medial head
비복근
Gastrocnemius
외측두
Lateral head

후경골근
Tibialis posterior

장무지굴근
Flexor hallucis
longus

장지굴근
Flexor digitorum
longus

가자미근
Soleus

장비골근
Peroneus longus

단비골근
Peroneus brevis

TIP

정강이 근육에 쥐가 자주 난다면 운동으로 강화하기보다 공으로 마사지해서 풀어주는 것이 좋다.

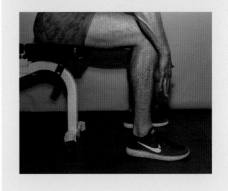

포인트 레슨

전경골근은 편심성 운동으로만 자극하는 것이 좋지만, 필요하다면 일반적인 방법으로 운동해도 된다.

변형 운동

Ⓐ 다리를 다양한 각도로 펴거나 굽혀서 자극에 변화를 주자.

Ⓑ 판자나 보도블록 가장자리에 뒤꿈치를 걸치고 서서 발끝을 들어 보자. 이처럼 뒤꿈치 밑에 뭔가를
   깔면 가동 범위가 넓어져서 운동 난이도가 높아진다. 본격적인 훈련을 하기 전에 이 운동으로 몸을
   풀면 부상을 방지할 수 있다.

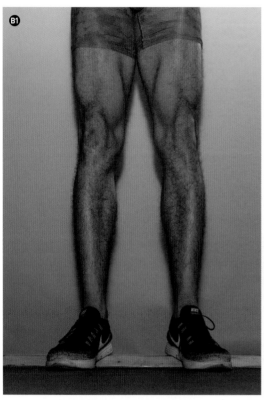 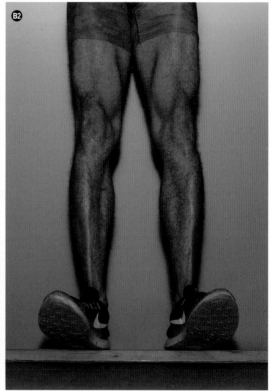

장점

장비가 필요 없기 때문에 집에서도 할 수 있다.

단점

동작을 완벽히 통제하고, 최대한 가동 범위를 넓혀서 천천히 실시
해야 한다. 격한 동작은 삼가자.

⚠ 전경골근 통증이 악화
되는 것 같으면 운동을
중단하자.

02

단체 구기 종목에 좋은 운동

수건을 사용한 고관절 회전근 웜업

이 운동을 해야 하는 이유는?

▶ 고관절 내회전근과 외회전근을 풀어주면 운동 능력이 향상되고 하체 부상 위험도 줄어든다.

▶ 여러 방향으로 움직이는 스포츠를 한다면 꼭 해야 하는 웜업이다.

어떤 스포츠에 좋을까?

하체를 이용해 움직이는 모든 운동에 좋다.

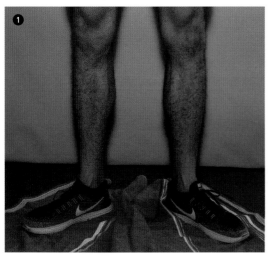 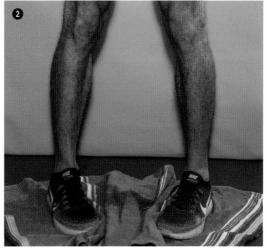

최대한 매끄러운 바닥에 수건을 깔자. 풀밭보단 아스팔트가 낫고, 카펫보단 플라스틱, 타일, 나무 바닥이 낫다. 수건을 너무 쫙 펼치지 말고 양발 사이에 주름을 어느 정도 남겨야 운동할 때 수건이 지나치게 당겨지지 않는다.

❶ 양발의 발끝을 안으로 모았을 때 서로 닿지 않을 정도의 간격을 두고 수건 위에 서자. 그다음 고관절 회전근의 힘으로 발끝을 밖으로 돌리자. ❷ 밖으로 돌렸으면 다시 발끝을 안으로 모으자. 멈추지 말고 번갈아서 반복하자.

고관절 회전근이 움직이는 걸 더 잘 느끼려면 양손을 둔근에 올려놓자. 근육이 풀린 게 느껴질 때까지 운동을 지속하되 피곤해질 때까지 반복해선 안 된다. 목표는 피로 지점에 도달하는 것이 아니라 근육의 온도를 높이는 것이라는 사실을 잊지 말자. 몸이 풀리기 전에 피로 지점에 도달하면 세트당 10-20회를 반복하되 세트 사이에 10-20초를 휴식한다. 한 세트로 부족하면 한 세트를 더 하고, 여건이 된다면 맨발로 실시하자. 발가락으로 수건을 당기며 발바닥 근육을 풀어주는 수건 컬(89쪽 참고)을 하기 전후로 이 운동을 실시하면 좋다.

포인트 레슨
서서 하는 것이 너무 힘들면 앉아서 해도 된다.

참고
천천히 신중하게 회전하고, 양발 간격이 점점 벌어지면 다시 모아 놓고 운동을 재개하자. 또한 운동하다 보면 좌우 넓적다리의 회전 범위가 똑같지 않을 수도 있는데, 이 경우에는 굳이 양쪽 다리의 가동 범위를 똑같이 맞추려고 하지 말고 타고난 범위 안에서 운동하자.

장점
매끄러운 바닥과 수건만 있으면 할 수 있기 때문에 어디서든 운동하기 전에 실시할 수 있다. 이 운동을 자주 하면 단기적으로는 운동 능력이 향상되고, 장기적으로는 부상 위험이 줄어든다. 여기서 중요한 건 부상 예방 효과다.

단점
일반적인 웜업 운동과 병행해도 좋지만, 이 운동만으로 다른 웜업을 대체하긴 어렵다.

⚠ 가동 범위를 과도하게 넓히면 무릎이 부상 위험에 노출되니 주의하자. 차라리 좁은 범위에서 많은 횟수를 반복하는 것이 더 낫다. 또한 수건과 지면의 마찰이 심할수록 무릎이 뒤틀릴 위험이 커진다. 거친 바닥에서 겨우 몇 회 반복하느니 매끄러운 바닥에서 100-150회를 반복하는 게 더 낫다.

힙 업덕션

이 운동을 해야 하는 이유는?
중둔근과 소둔근을 키워준다.

어떤 스포츠에 좋을까?
하체를 이용해 움직이는 모든 스포츠에 좋다.

❶ 머신에 앉아서 양쪽 무릎 패드 안쪽에 다리를 댄다. ❷ 천천히 둔근의 힘을 이용해 다리를 최대한 넓게 벌린다. 다시 출발점으로 돌아오되 머신 양쪽 가동부가 닿기 직전에 멈춘다. 동작을 반복한다.

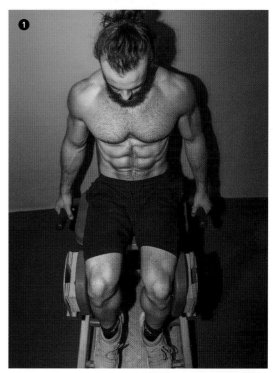

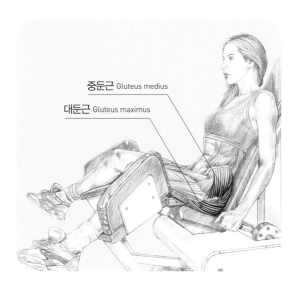

중둔근 Gluteus medius
대둔근 Gluteus maximus

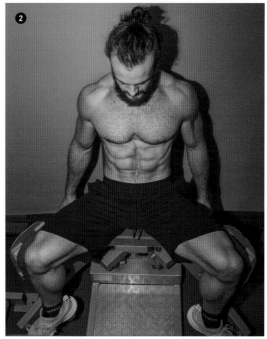

TIP

다리를 펴고 할 수 있는 머신도 있고, 90도로 굽히고 할 수 있는 머신도 있다. 다리를 굽히고 하면 펴고 할 때보다 더 무거운 중량을 다룰 수 있다.

변형 운동

Ⓐ 동작을 서서 할 수도 있다. 선 자세는 서브를 받으려고 기다리는 테니스 선수의 자세를 떠올려 보자. 이는 자신이 하는 스포츠에 이와 비슷한 자세가 있는 사람에게만 유용한 변형 운동이다.

Ⓑ 머신이 없거나, 급하게 몸을 풀어야 하거나, 집에서 트레이닝하고 싶을 때는 무릎에 저항 밴드를 두르고 바닥에 앉아 양손으로 바닥을 짚고 실시해 보자.

Ⓒ 저항 밴드도 없다면 의자나 바닥에 앉아 양쪽 무릎 위를 손으로 눌러 저항을 제공하자.

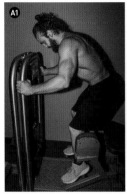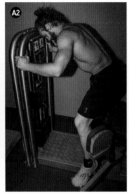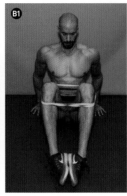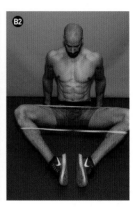

장점

간과하기 쉬운 중요한 근육들을 강화하는 운동이다.

단점

하체 가동 범위는 사람마다 다르기 때문에 다리를 넓게 벌리기 힘들 수도 있다. 이는 단순한 유연성의 문제가 아니라, 골반의 골격 구조 때문에 나타나는 현상이다.

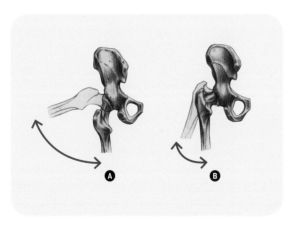

⚠️ 타고난 골격 구조를 무시하고 무리해서 운동하다 보면 고관절을 다칠 수도 있다.

◀ **Ⓐ** 골반 구조가 이와 같은 사람은 다리를 벌리는 능력이 뛰어나다.
Ⓑ 골반 구조가 이와 같은 사람은 다리를 넓게 벌리기 어렵다.

인터널 힙 로테이션

이 운동을 해야 하는 이유는?
대퇴골 내회전에 관여하는 모든 근육을 고립할 수 있다.

어떤 스포츠에 좋을까?
하체를 이용해 움직여야 하는 모든 스포츠에 좋다.

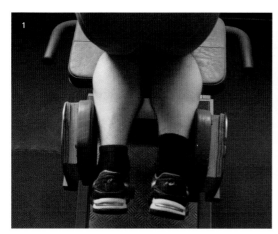 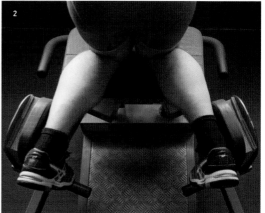

고관절 내회전근을 강화하고 싶으면 힙 업덕터 머신을 사용해 보자. 단 머신 가동부가 몸 앞이 아니라 뒤로 오게 자세를 잡는다. 무릎은 좌석에 올리고 허리를 편 다음 상체를 앞으로 살짝 숙여서 넓적다리와 종아리가 90도가 되게 한다. ❶ 이렇게 무릎을 꿇은 상태에서 무릎 패드 안쪽에 발을 댄다. 평소라면 넓적다리 바깥쪽을 댔을 바로 그 자리다. 양손은 머신 뒤쪽 쿠션의 상단을 잡아서 몸을 안정시킨다. ❷ 대퇴골을 회전해서 종아리를 벌린다. 이때 발 바깥쪽의 힘으로 밀지 말고 허벅지 뒤쪽 근육을 이용해 밀어야 한다. 최대한 회전했으면 1~2초 멈췄다가 발을 천천히 원위치로 돌려놓는다.

참고
회전근이 어디에 있고, 왜 중요한지 직접 느껴 볼 수 있는 운동이다. 회전근을 제대로 자극하고 나면 한 걸음씩 내딛을 때마다 자갈 위를 걷는 것처럼 고통스러울 것이다.

포인트 레슨
처음엔 가벼운 중량(원판 1개 정도)으로 운동해야 종아리 근육이 내회전근보다 많이 동원되는 걸 방지할 수 있다. 목표는 중량을 늘리는 것이 아니라 대퇴골을 최대한 회전하는 것이다. 천천히, 긴 세트로 실시하자.

변형 운동

갑자기 몸을 풀어야 하거나, 머신 없이 집에서 운동하고 싶을 때는 바닥에 매트를 깔고 네발로 엎드려 양발에 저항 밴드를 두르자. 이 상태에서 발 바깥쪽의 힘을 사용하지 말고 종아리를 벌린다.

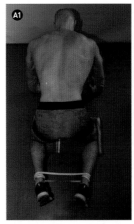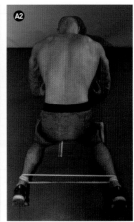

장점

운동하자마자 둔근에 새로운 자극이 느껴질 것이다. 이 운동은 평소엔 역동적, 수의적으로 쓰이지 않는 근육을 동원한다.

단점

너무 무거운 중량을 쓰면 종아리 근육 같은 다른 근육으로 자극이 분산된다.

⚠️ 처음엔 가벼운 중량으로 한두 세트만 해야 한다. 부상에 취약한 근육이고, 평소에 이렇게 강하게 자극할 일이 없기 때문이다. 가동 범위도 무리하게 넓히지 말자. 종아리를 45도만 회전할 수 있어도 잘하는 것이다.

익스터널 힙 로테이션

이 운동을 해야 하는 이유는?

대퇴골 외회전에 관여하는 모든 근육을 고립할 수 있다.

어떤 스포츠에 좋을까?

하체를 이용해 움직여야 하는 모든 스포츠에 좋다. 특히 축구에서 공을 차는 동작에 큰 도움이 된다. 또한 축구 선수는 주로 쓰는 다리보다 반대쪽 다리에 피로가 더 빨리 쌓이는데, 이 운동은 이러한 신체 불균형을 바로 잡는 데도 도움을 준다.

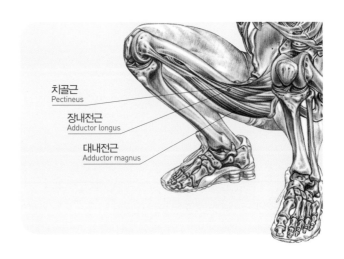

치골근
Pectineus

장내전근
Adductor longus

대내전근
Adductor magnus

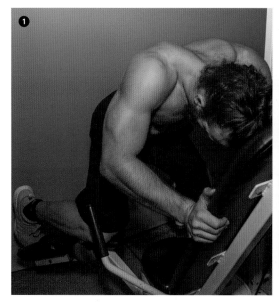
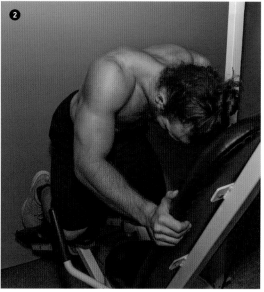

외회전근을 고립하려면 힙 어덕션 머신을 새롭게 활용할 줄 알아야 한다. 머신 가동부가 몸 앞이 아닌 뒤로 오게 자세를 잡는다. 무릎은 좌석이나 머신 가동부에 올리고 허리를 편 다음 상체를 앞으로 살짝 숙여서 넓적다리와 종아리가 90도를 이루게 한다. ❶ 이렇게 무릎을 꿇은 상태에서 무릎 패드 바깥쪽에 발을 댄다. 평소라면 넓적다리 안쪽이 닿았을 자리다. 양손은 머신 뒤쪽 쿠션의 상단을 꽉 잡아서 몸을 안정시킨다. ❷ 대퇴골을 회전해 종아리를 모은다. 이때 내전근의 힘으로 당기지 않도록 주의하자. 그 자세를 1–2초 유지한 후 발을 다시 천천히 벌리되 다 벌어지기 전에 멈춘다.

장점
일반적인 근육 트레이닝으로 자극하기 매우 힘든 근육을 강화할 수 있다.

단점
머신 없이 하기 힘들다.

포인트 레슨
가벼운 중량(원판 하나 정도)부터 해야 외회전근의 자극이 내전근으로 분산되는 것을 막을 수 있다. 목표는 중량을 늘리는 것이 아니라 적당한 범위 안에서 대퇴골을 회전하는 것이다.

> ⚠️ 네거티브 동작을 하거나 머신에서 처음 자세를 잡을 때 회전근이 과도하게 당겨지지 않도록 머신 가동부를 잘 세팅하자. 처음부터 근육을 과도하게 늘이는 것은 좋지 않다.

03 골프처럼 몸을 회전하는 스포츠에 좋은 운동

시티드 펠빅 틸트

이 운동을 해야 하는 이유는?
▶ 골반을 움직일 때 허리를 지탱하는 근육을 강화해 준다(복사근, 요근, 요방형근, 허리 심부의 작은 근육들).
▶ 허리를 풀어서 허리 부상을 방지하고, 운동을 방해하는 통증을 최소화할 수 있다.

어떤 스포츠에 좋을까?
수영, 골프, 투척 경기처럼 골반을 회전해야 하는 스포츠나 달리기처럼 측면 움직임을 제한해야 하는 스포츠에 좋다.

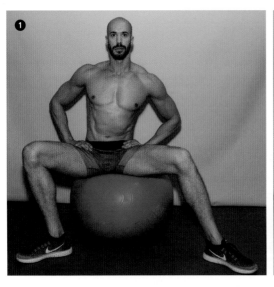 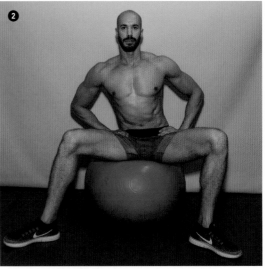

피트니스 볼에 앉아서 등을 곧게 세우고 무릎을 90도로 굽힌다. 이때 발바닥은 바닥에 붙이되 체중은 싣지 않도록 노력하자. ❶ 상체를 곧게 세운 상태에서 왼쪽 엉덩이로 체중을 이동한다. ❷ 1초 멈췄다가 골반 근육을 이용해 오른쪽 엉덩이로 체중을 이동한다. 천천히 신중하게 운동하며 가동 범위를 점차 넓혀 나가자.

동작할 때 상체를 곧게 세우고 어깨는 움직이지 않도록 노력하자. 오직 골반만 움직여야 한다. 머리에 올린 책이 떨어지지 않게 조심하며 운동한다고 상상해 보자. 허리에 손을 올려서 허리가 좌우로 움직이는 걸 느껴보는 것도 좋다.

참고

근육 트레이닝이나 스포츠를 하기 전에 웜업으로 실시하는 거라면 근육에 피로가 느껴지기 전에 운동을 중단하자. 하지만 트레이닝 후반부에 실시하는 거라면 근육을 더는 못 움직일 때까지 최대한 많이 반복해도 좋다. 둘 중에 어떤 경우든 세트 수는 1세트면 충분하다.

변형 운동

이 운동은 몇 단계에 걸친 학습 과정이 필요하다:

▶ 상체를 기울이거나 넓적다리의 힘을 이용하지 않고 골반을 회전하는 법을 익히려면 우선 다리를 넓게 벌리고 양손을 공에 올려 상체를 안정시킨 상태로 운동해 보자.

▶ 둔근이 수축하는 게 느껴지면 상체를 앞으로 살짝 숙여서 둔근의 자극을 줄이자.

▶ 다리를 모을수록 난이도가 높아진다(근력이 부족하고 근육을 잘 통제하지 못하는 상태에서 다리를 모으고 운동하면 상체가 마구 흔들린다).

▶ 단단히 고정된 물체를 손으로 잡고 운동하면 다리를 위로 들어서 넓적다리가 개입하는 걸 차단할 수 있다. 하지만 허리 근육만 고립하려면 팔로 운동을 보조해선 안 된다.

▶ 공이 없으면 침대나 소파처럼 부드러운 물체 위에서 운동해도 좋다. 표면이 매끄러울수록 가동 범위가 넓어지고, 운동 효과도 증가한다. 척추가 약한 사람은 차에 앉아 있을 때 몸풀기로 해도 좋다.

참고

시티드 펠빅 틸트는 단순해 보이지만 결코 쉬운 운동이 아니다. 틀린 자세로 운동하거나, 엉뚱한 근육을 사용하지 않도록 주의하자. 또한 줄타기를 하는 것처럼 균형 잡기에만 집착하지 말고 평소 근육 운동으로 자극하기 힘든 근육을 제대로 고립하려고 노력하자. 이런 근육을 방치하면 허리가 빨리 지치고, 요통도 발생한다.

⚠️ 낙상을 방지하려면 공 밑에 받침을 받쳐서 굴러가지 않게 하자. 이 운동을 웜업으로 실시하면 운동을 방해하는 경미한 요통을 해소할 수 있다. 하지만 통증이 심하면 그냥 쉬는 것이 낫다.

이 운동을 해야 하는 이유는?

상체를 회전하는 모든 근육을 강화하고, 운동에 대비시킬 수 있다.

어떤 스포츠에 좋을까?

상체를 회전해야 하는 스포츠에 좋다.

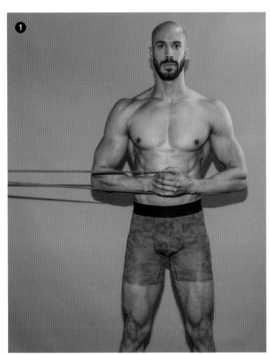 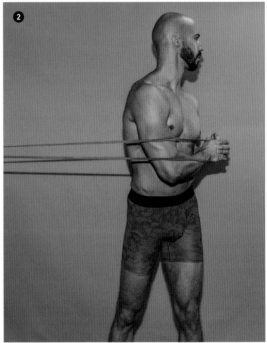

❶ 팔꿈치 높이의 고정된 물체에 저항 밴드를 건다. 밴드가 오른쪽에 오게 서서 양손으로 밴드를 잡고 팔을 굽힌다. 밴드 반대쪽으로 한 걸음 내딛는다. 이 거리와 밴드가 제공하는 저항이 근육의 자극 강도를 결정한다. 저항을 조정하고 싶으면 밴드 고정 지점에 다가가거나 멀어지면 된다. ❷ 다리를 벌려 몸을 안정시키고 오른쪽에서 왼쪽으로 몸을 회전한다. 오른쪽 어깨가 밴드 회전의 중심점이다. 상체는 45도 이상 돌리지 말고, 1–2초 수축을 유지했다가 천천히 출발점으로 돌아간다. 왼쪽 운동을 마치면 오른쪽으로 반복하자.

포인트 레슨

이 운동은 상체와 하체를 완벽한 동일 선상에 놓고 실시해야 한다.

변형 운동

■ 사이드 트위스트

Ⓐ 기본 동작에 익숙해졌으면 뭔가를 휘두르듯 상체를 앞으로 숙이면서 회전해도 좋다. 이때 등은 일 자로 유지하자. 밴드 고정점을 머리 높이로 올려서 팔을 굽힌 채로 밴드를 당기다가 팔을 펴서도 당 겨 보자. 방망이를 잡는 것처럼 밴드를 잡아도 된다. 그 상태에서 허리를 곧게 세우는 것에 익숙해지 자. 허리를 아치 형태로 만들거나 굽히면 다칠 수 있으니 주의해야 한다. 밴드 고정점의 높이를 점점 높일수록 운동의 가동 범위가 넓어진다. 이후에 전체 가동 범위로 운동하고 싶으면 고정점에서 멀리 떨어져서 운동해 보자.

Ⓑ 도구가 없으면 바닥에 누워 양팔을 옆으로 벌리고 운동해 보자. 다리를 굽혀서 대퇴사두근과 상체를 90도로 만든 다음 그 상태에서 무릎을 좌우로 번갈아 내린다.

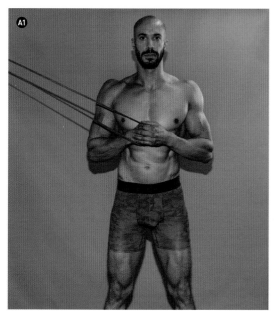
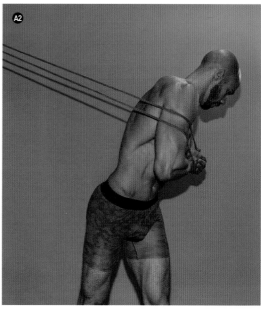

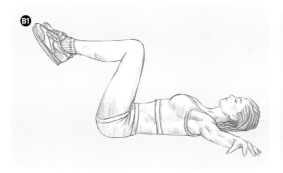
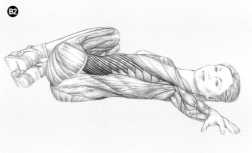

■ 항회전 운동

ⓒ 밴드를 잡은 양팔을 곧게 펴고 서되 밴드를 당기진 말자. 자세를 잡으면 옆으로 잔발로 이동해 밴드를 팽팽하게 만든다. 밴드의 저항이 너무 강해서 몸을 똑바로 세우기도 힘들 정도가 되면 발을 고정하고 10초를 버텼다가 출발점으로 돌아간다. 한쪽 운동을 마치면 반대쪽으로 반복하자. 처음엔 팔을 바닥과 수직이 되게 뻗고, 이후에 운동 난이도를 높여 근육을 더 강하게 수축하고 싶으면 팔과 바닥의 각도에 변화를 주자. 운동 중엔 자세가 흐트러지지 않도록 밴드에 저항해야 하고 오직 발의 위치만 옮겨야 하며, 상체나 팔을 움직여선 안 된다.

ⓓ 몸은 고정하고 팔만 앞으로 뻗어서 밴드를 팽팽하게 만드는 방법도 있다. 이때 허리가 움직이지 않도록 주의하고 양손을 다시 상체 옆으로 보낸다.

ⓔ ⓑ 동작처럼 바닥에 누워서 다리를 굽히고 한쪽 바닥으로 반쯤 내린 다음 최대한 오래 버텨보자. 이 동작이 너무 쉬우면 다리를 펴서 난이도를 높여도 좋다. 한쪽이 피로 지점에 도달하면 반대쪽으로 반복하자.

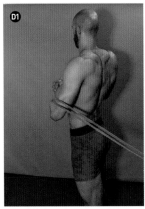 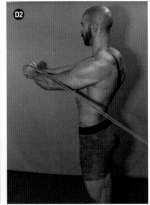

참고

처음부터 상체를 과도하게 신장하지 않도록 주의하자. 처음엔 천천히 좁은 가동 범위에서 회전해야 한다. 이렇게 근력을 키우면 운동 능력도 곧장 향상된다.

이 방식으로 한 달간 꾸준히 해서 효과를 봤다면 운동에 변화를 줘야 계속 성장할 수 있다. 단순히 저항을 늘리는 대신에 가동 범위를 천천히, 조심스럽게 늘려 나가자. 근육의 신장과 수축 범위를 모두 넓혀 나가면 된다.

처음엔 가동 범위를 제한하기 위해서 발을 바닥에 단단히 고정하고 다리를 곧게 편 채로 운동해야 하지만 나중에는 골프를 칠 때처럼 다리를 굽히거나 뒤꿈치를 바닥에서 들어도 좋다. 마지막엔 밴드 쪽에 있는 발끝으로 바닥을 밀며 마무리하자. 그러면 스윙할 때 사용되는 근육이 모두 동원되고 가동 범위가 저절로 늘어난다. 운동할 때는 풀스윙의 가동 범위를 똑같이 따라 하려고 해서는 안 된다. 운동 속도도 살짝 높이는 건 좋지만 실제 스윙처럼 과격하게 하지 않도록 주의하자.

장점

저항 밴드를 사용하는 운동이기 때문에 어디서든 몸을 풀기 좋고, 집에서도 할 수 있다. 몸을 회전하는 스포츠를 하다 보면 복사근이 파열돼 통증이 느껴지는 경우가 많은데, 이 운동은 복사근의 파열을 방지해 준다.

단점

앱 트위스트 머신이라는 게 있지만 최신 장비임에도 불구하고 저항 밴드보다 효과가 떨어진다. 밴드를 사용하면 실제 스포츠 동작과 유사한 다양한 자세로 운동할 수 있다.

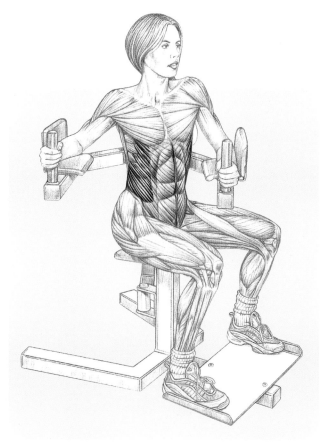

▲ 앱 트위스트 머신

⚠ 허리가 아프거나 압박이 느껴진다면 몸을 비트는 어떠한 운동도 해선 안 된다. 이런 사람은 난이도가 훨씬 낮은 시티드 펠빅 틸트를 하는 게 낫다 (100쪽 참고). 마찬가지로 시합을 한 날에도 몸을 비트는 근육 트레이닝은 피하는 것이 좋다.

플랭크

이 운동을 해야 하는 이유는?
복부 전체를 자극하는 정적 운동이다.

어떤 스포츠에 좋을까?
플랭크는 복부와 허리의 힘이 필요한 모든 스포츠에 좋다. 달리기를 예로 들면 복부가 몸을 잘 받쳐 줘야 좋은 자세로 오래 달릴 수 있고, 방향을 계속 바꿔 가며 달려도 무릎(특히 십자인대)이 받는 부담이 적다.

또한 단체 구기 종목 선수는 사방으로 달리다가 갑자기 멈추고, 점프하고, 던지고, 상대 선수가 주는 충격을 견뎌야 한다. 이때 몸이 안정적이면 발이 바닥에서 떨어지지 않고, 균형을 유지하며 충격을 흡수할 수 있다.

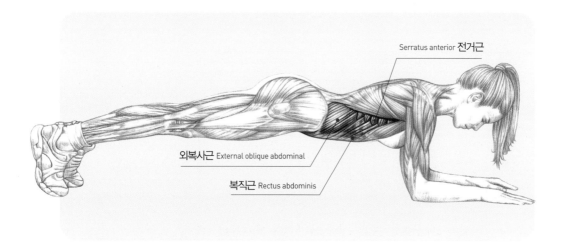

Serratus anterior 전거근

외복사근 External oblique abdominal

복직근 Rectus abdominis

TIP

매트나 수건을 깔면 팔뚝의 불편함을 해소할 수 있다.

변형 운동

Ⓐ 난이도를 높이고 싶으면 파트너의 도움을 받아 엉덩이에 원판을 올리거나, 파트너에게 앉으라고 하자. 이때 허리가 아치 형태로 되지 않도록 주의해야 한다.

Ⓑ 동일한 운동을 측면으로 실시하면 복사근이 자극된다. 일종의 항회전 운동인데, 트위스트 운동을 하기 힘들 정도로 허리가 약한 사람이 하면 좋다. 이것조차 힘들게 느껴진다면 반대쪽 손으로 앞쪽 바닥을 짚어 몸을 지탱하자.

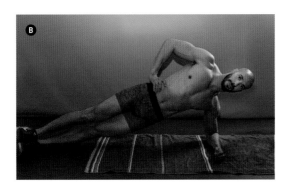

장점

아무런 도구 없이, 집에서도 신체 안정감을 키울 수 있는 운동이다. 또한 일상 속에서 자주 쓰이지 않아 약해진 근육을 강화해 주고, 허리를 보호하면서 스윙 파워를 빠르게 향상시켜 주는 운동이다.

단점

정적 운동은 특정 시점을 지나가면 동적 운동만큼 효과가 나오지 않는다.

> ⚠️ 동작할 때 등을 아치 형태로 만들면 운동이 편해지지만 디스크가 눌릴 수 있으니 주의하자. 숨은 참지 말고 버티면서 호흡해주어야 한다. 버티면서 호흡하는 것이 힘들면 날숨을 짧게 끊어서 쉬어 보자.

코어 근육의 지구력과 폭발력, 근력 중에서 무엇이 가장 중요할까?

코어 근육의 근력과 폭발력을 키워야 하는 스포츠(골프나 투척 경기)도 있지만 다른 종목 선수라면 지구력만 키우는 것이 좋다. 조정 선수를 예로 들면 코어 근육의 지구력이 떨어지면 허리에 문제가 생길 가능성이 크다는 연구 결과가 있다. 또한 달리기 선수의 경우, 코어 근육이 약한 상태로 달리다 보면 척추가 눌려서 요통이 발생할 수 있다. 장거리를 달리는 선수일수록 코어 근육의 지구력을 키우기 위해 장시간 플랭크를 실시해야 한다.

이 운동을 해야 하는 이유는?

▶ 팔뚝이 강화된다.

▶ 손목, 팔꿈치, 팔뚝을 다양한 부상으로부터 보호해 준다. 손목 굴근의 얕은층과 중간층을 강화하면
물체를 던지는 스포츠를 할 때 팔꿈치에 안정감이 생긴다.

어떤 스포츠에 좋을까?

뭔가를 세게 쥐거나 손으로 때려야 하는 스포츠에 좋다.

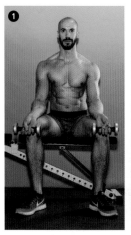 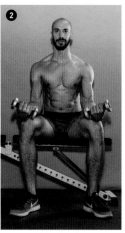 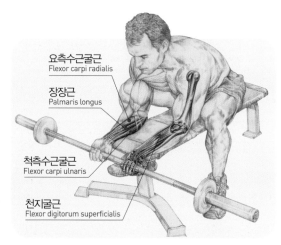

요측수근굴근
Flexor carpi radialis

장장근
Palmaris longus

척측수근굴근
Flexor carpi ulnaris

천지굴근
Flexor digitorum superficialis

자리에 앉아 바 1개나 덤벨 2개를 언더핸드 그립(엄지가 바깥을 향하게)으로 잡는다. ❶ 팔뚝을 넓적다리
나 벤치에 올려놓고 손목을 아래로 늘어트린다. ❷ 팔뚝 힘으로 손목을 최대한 위로 든다. 1초간 수축을
유지한 후 천천히 손목을 내리자.

참고

운동할 때·팔을 굽히면 힘을 더 낼 수 있다.

변형 운동

다른 도구가 없거나 급하게 몸을 풀어야 할 때는
저항 밴드를 사용해 보자. 동작은 덤벨을 사용할
때와 똑같다.

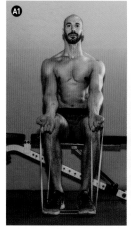 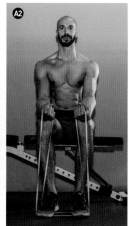

장점

팔뚝 부상을 방지하는 운동이다.

단점

이 운동만 따로 실시하는 것은 추천하지 않는다. 리스트 컬을 1세트 마칠 때마다 리스트 익스텐션 1세트를 실시해서 팔뚝 근력의 균형을 맞추자(131쪽의 '리스트 익스텐션' 참고).

 손목은 부상에 취약함에도 불구하고 많이 쓰이는 관절이다. 운동 중에 가동 범위를 지나치게 넓히지 않도록 주의하자.

팔뚝 근막 마사지

이 운동을 해야 하는 이유는?

▶ 회복이 촉진된다.

▶ 자주 사용해서 예민한 근육의 통증 역치가 개선된다.

어떤 스포츠에 좋을까?

손을 사용하는 모든 스포츠에 좋다.

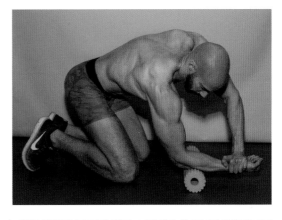

바닥에 무릎을 꿇고 앞에 마사지 롤러를 놓는다. 한쪽 팔뚝을 롤러에 올리고 앞뒤로 1분간 굴리면서 굴근과 신근을 모두 마사지하자. 한쪽 팔을 모두 풀었으면 반대쪽 팔도 풀자. 자극을 더 늘리고 싶다면 반대쪽 손으로 팔뚝을 눌러서 마사지 강도를 높여도 좋다.

TIP

한쪽 팔뚝을 마사지하거나 눌렀을 때 통증이 너무 심하면 통증이 없는 반대쪽 팔을 마사지하자. 그러면 통증이 있는 팔에도 효과가 전달된다.

변형 운동
롤러가 없으면 약간 딱딱한 공으로 마사지해도 된다.

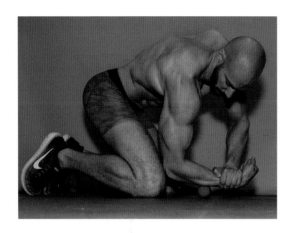

참고
통증이 느껴지는 부위를 풀어줘야 한다. 통증이 심해지지 않도록 주의하면서 근막을 이완하고 가동성을 향상시키려고 노력하자.

장점
근막 마사지는 효과가 매우 뛰어나다. 팔뚝은 마사지하기 쉬운 부위이므로 직접 해 보자.

단점
통증이 발생한 뒤에야 마사지를 시도하는 사람이 많다. 하지만 마사지는 통증 방지 효과도 뛰어나다는 것을 잊지 말자.

> ⚠️ 이러한 마사지의 장점은 통증을 완화해서 운동의 질을 높여 준다는 것이다. 당장은 통증이 느껴지지 않아도 보이지 않는 부상이 있을 수 있다는 사실을 잊지 말자.

풀업

이 운동을 해야 하는 이유는?
등 근육뿐만 아니라 어깨 후면 근육, 이두근, 삼두근, 팔뚝 근육까지 키워준다.

어떤 스포츠에 좋을까?
모든 스포츠에 좋다. 특히 팔을 많이 써야 하는 수상 경기에 좋다.

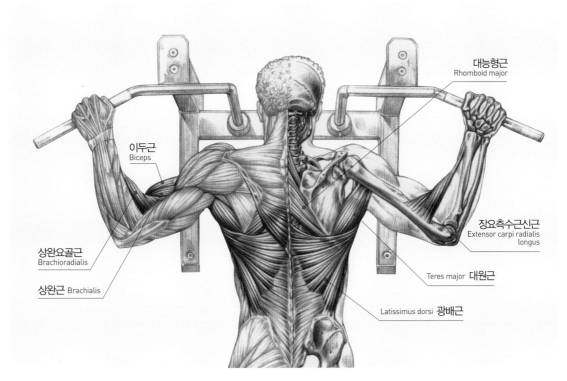

이두근
Biceps

상완요골근
Brachioradialis

상완근 Brachialis

대능형근
Rhomboid major

장요측수근신근
Extensor carpi radialis
longus

Teres major 대원근

Latissimus dorsi 광배근

❶ 풀업바를 오버핸드 그립(양손 엄지가 마주 보게)으로 잡는다. 양손은 어깨너비로 벌리고, 다리를 뒤로 들어서 종아리와 넓적다리를 90도로 만든다. ❷ 이마가 바 높이에 도달할 때까지 등과 팔의 힘으로 몸을 위로 들어 올린다. 턱까지 바 높이로 들 수 있으면 그렇게 하고, 천천히 내려온다.

변형 운동

Ⓐ 일반적인 풀업이 너무 힘들면 의자나 벤치에 발을 올려서 체중을 분담하자.

Ⓑ 자기 힘만으로 체중을 들어 올리기 힘들면 저항이 적은 머신에서 운동해 보자.

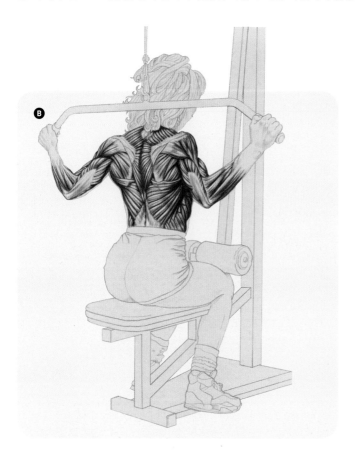

장점

풀업은 허리에 부담을 주지 않고, 상체의 중요한 근육을 자극할 수 있는 운동이다.

단점

풀업은 쉽게 할 수 있는 운동이 아니다. 동작이 너무 어렵다면 앞에서 설명한 쉬운 변형 운동을 실시하자.

 하위 지점에서 팔을 다 펴지 말자. 그러면 어깨나 이두근을 다칠 수도 있다.

로

이 운동을 해야 하는 이유는?

로는 등 전체와 어깨 후면, 이두근, 팔뚝, 삼두근 장두까지 자극한다.

어떤 스포츠에 좋을까?

팔을 많이 써야 하는 스포츠에 좋다.

❶ 상체를 바닥과 90–120도가 되게 숙이고 뉴트 럴 그립(엄지가 앞을 향한)으로 덤벨 2개를 잡는 다. ❷ 옆구리로 팔을 당기며 굽힌다. 이때 팔꿈치 는 최대한 높이 들고, 견갑골을 최대한 모아준다. 다시 중량을 아래로 내린다.

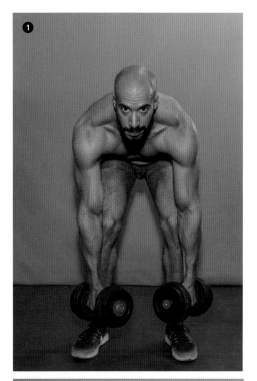

TIP

각도를 35도로 맞춘 벤치에서 하면 척추가 더 잘 지 탱된다.

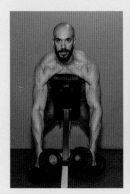 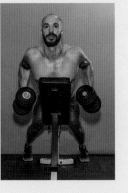

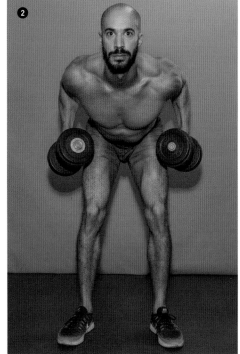

변형 운동

Ⓐ 양팔을 동시에 당겨도 되고, 한 팔씩 따로 당겨도 된다.

Ⓑ 덤벨 하나만 들고 한 팔로 실시해도 된다.

Ⓒ 급하게 몸을 풀거나, 집에서 트레이닝해야 할 때는 덤벨 대신 저항 밴드를 사용하자. 발로 밴드를 밟고 오버핸드 그립으로 밴드 반대쪽을 잡자. 그다음 등의 힘으로 양손을 상체 밑으로 당기자. 동작은 서서 해도 되고, 앉아서 해도 된다.

Ⓓ 바를 이용해서 운동하면 조정 선수처럼 양팔을 동시에 당겨야 하는 운동선수에게 좋은 변형 운동이 된다.

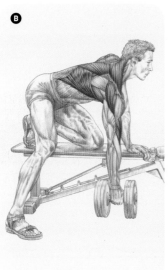
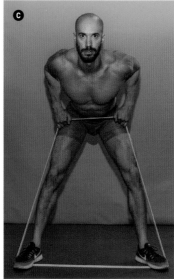
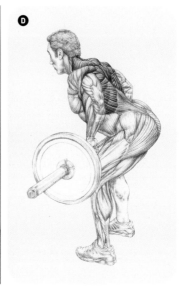

장점

로는 풀업보다 등 중앙 근육을 잘 자극하고, 어깨 부상 위험도 적다.

단점

조정, 카약, 서핑 같은 수상 경기엔 로가 좋지만 수영 선수에겐 풀업이 더 적합하다. 로는 팔을 머리 위로 드는 동작이 없기 때문이다.

 요통이 있는 사람은 악화될 수 있으므로 이 경우엔 운동을 추천하지 않는다.

스트레이트 암 풀다운

이 운동을 해야 하는 이유는?

팔을 몸쪽으로 당길 때 사용되는 광배근, 흉근, 삼두근 같은 근육을 강화하는 운동이다. 팔을 상체로 당길 때는 광배근과 삼두근 장두가 함께 힘을 낸다.

어떤 스포츠에 좋을까?

팔을 사용하는 모든 스포츠에 좋다.

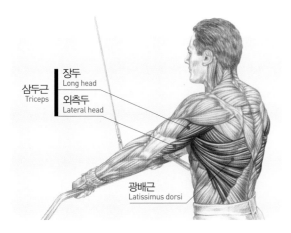

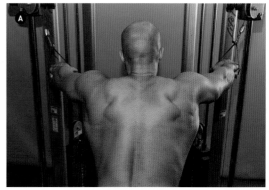

작은 바를 연결한 상단 도르래 앞에 서서 오버핸드 그립(양손 엄지가 마주 보는)으로 바를 잡는다. 팔을 곧게 편 상태로 대퇴사두근 상단을 향해 양손을 당겼다가 출발점으로 돌아간다.

변형 운동

Ⓐ 바 대신에 양쪽 도르래에 손잡이를 연결해 운동해도 좋다. 또는 허리 높이에 저항 밴드 2개를 묶고 운동해도 된다.

Ⓑ 접영 실력을 향상시키고 싶으면 양팔을 동시에 당기고, 자유형 실력을 향상시키고 싶으면 한 팔씩 번갈아 당기자.

장점

풀업을 하기에 힘이 부족하다면 이 운동으로 힘을 키우자.
스포츠 시합을 하기 전에 몸을 풀기에도 좋은 운동이다.

단점

운동할 때 등보다 삼두근에 자극이 더 느껴진다면 양손을 더 넓게 벌려 보자.

⚠ 풀다운을 할 때는 양팔을 머리 위로 들어야 하기 때문에 어깨 부상이 악화될 수 있다. 이를 피하려면 도르래 높이를 낮춰 가동 범위를 좁히고, 팔도 높이 들지 않아야 한다.

벤트오버 레터럴 레이즈

이 운동을 해야 하는 이유는?
어깨 후면 근육, 승모근, 광배근, 허리 근육, 삼두근 장두를 고립하는 운동이다.

어떤 스포츠에 좋을까?
등 근육의 힘이 필요한 모든 스포츠에 좋다. 어깨 부상도 방지된다.

❶ 바닥과 90도가 되게 상체를 숙이고 덤벨 2개를 든다(양손 손등이 마주 보게). ❷ 팔을 최대한 높이 들어서 몸과 Y자를 만들었다가 내려오자.

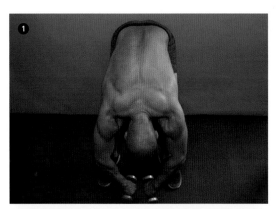

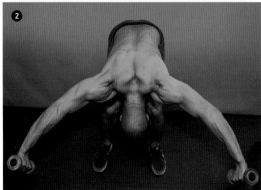

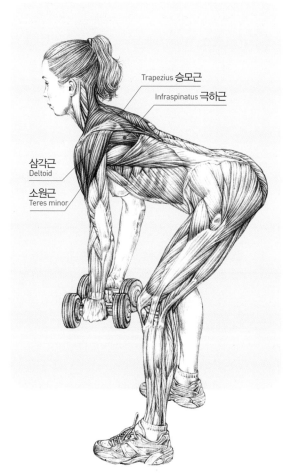

Trapezius 승모근
Infraspinatus 극하근
삼각근 Deltoid
소원근 Teres minor

변형 운동

덤벨이 없거나, 급하게 몸을 풀어야 하거나, 집에서 운동하고 싶을 때는 저항 밴드를 사용해 보자. 제자리에 서서 밴드 양쪽 끝을 잡는다(오버핸드 그립). 이때 양손 간격은 20cm 정도가 적당하다. 그다음 팔을 최대한 넓게 벌리며 밴드를 당겼다가 출발점으로 돌아온다. 서서 운동하면 허리의 부담이 적지만, 반대로 얘기하면 허리 근육을 자극하기 어렵다는 뜻이다. 자신의 종목에 맞게 상체를 앞으로 숙이고 하거나, 앉아서 해 보자.

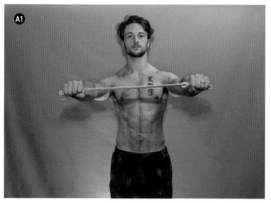 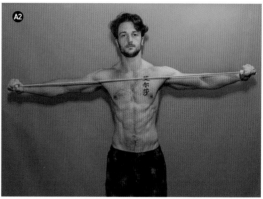

장점

매우 중요함에도 불구하고 방치되곤 하는 근육들을 자극해서 운동 능력을 향상시키고, 어깨 부상을 방지해 준다.

단점

양팔을 동시에 드는 동작은 접영 동작과 비슷하지만, 자유형 동작과는 차이가 있다. 자유형에 필요한 근육을 강화하고 싶으면 한 팔씩 따로 운동해야 한다.

> ⚠ 상체를 숙인 채로 운동하면 허리가 부담을 받는다. 허리는 최대한 곧게 펴려고 노력하자.

TIP

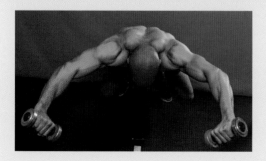

35도 경사가 있는 벤치에서 운동하면 척추가 더 잘 지탱된다.

레터럴 레이즈

이 운동을 해야 하는 이유는?

평소에 잘 쓰지 않는 어깨 근육이 강화된다.

어떤 스포츠에 좋을까?

팔을 위로 들어야 하는 모든 스포츠에 좋다.

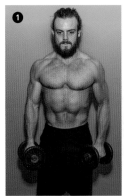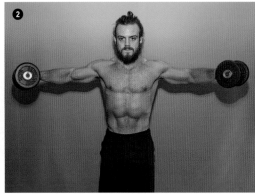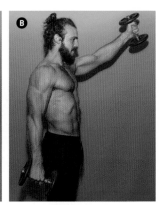

❶ 제자리에 서서 뉴트럴 그립(양손 엄지가 마주 본)으로 덤벨 2개를 든다. 넓적다리 바깥쪽에 덤벨을 위치시키자. ❷ 팔을 최대한 곧게 펴고 옆으로 들어 올린다. 팔은 항상 몸과 동일 선상에 놓여야 한다.

변형 운동

Ⓐ 타고난 유연성이 좋은 사람은 팔을 평행 지점까지만 들지 말고, 머리 위까지 들어 보자. 이 방식은 특히 수영 선수에게 좋다.

Ⓑ 팔을 앞으로 들면 프런트 레이즈가 된다. 이는 페탕크나 볼링 같은 투척 경기 선수에게 매우 좋다.

참고

팔을 굽힐수록 운동이 쉬워지지만 측면 삼각근의 자극은 감소한다.

장점

평소에 강화하기 힘든 근육을 자극할 수 있다.

단점

어깨에 통증이 있으면 팔을 너무 높이 들지 말자.

> ⚠ 상체 반동을 이용하면 무거운 중량을 들 수 있지만 요추가 짓눌릴 수 있다.

저항 밴드를 사용한 숄더 로테이션

이 운동을 해야 하는 이유는?

어깨 회전근개 주변 근육을 강화하는 고립 운동이다. 트레이닝 전에 실시해서 어깨를 풀기에도 좋은 운동이다.

어떤 스포츠에 좋을까?

어깨를 움직여야 하는 모든 스포츠에 좋다.

■ **인터널 로테이션**

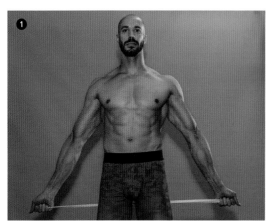 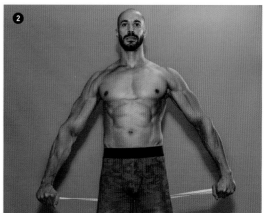

❶ 길지만 저항이 약한 저항 밴드를 몸 뒤로 들고 언더핸드 그립(양손 새끼손가락이 마주 보게)으로 잡는다. 그다음 팔을 벌려서 밴드를 늘인다. ❷ 긴장이 풀리지 않도록 주의하면서 손목과 어깨를 회전해 엄지손가락을 안으로 돌린다. 이렇게 하면 밴드가 새끼손가락에 감길 것이다. 양손 엄지손가락이 마주 보면 다시 출발점으로 돌아갔다가 반복한다.

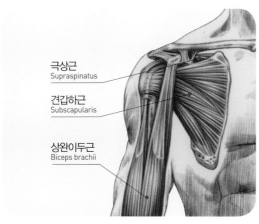

극상근
Supraspinatus

견갑하근
Subscapularis

상완이두근
Biceps brachii

▲ 인터널 로테이션을 하면 자극되는 근육

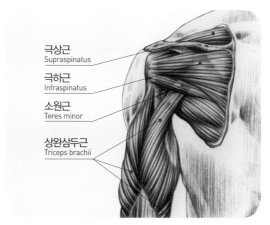

극상근
Supraspinatus

극하근
Infraspinatus

소원근
Teres minor

상완삼두근
Triceps brachii

▲ 익스터널 로테이션을 하면 자극되는 근육

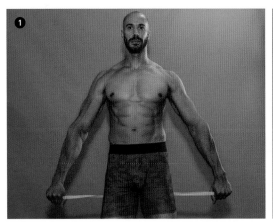
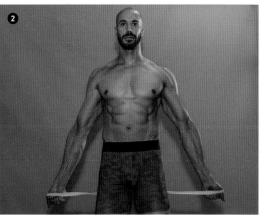

❶ 저항 밴드를 몸 뒤로 들고 오버핸드 그립(양손 엄지손가락이 마주 보게)으로 잡는다. 그다음 팔을 벌려서 밴드를 늘인다. ❷ 긴장이 풀리지 않도록 주의하면서 어깨를 회전해 엄지손가락을 밖으로 돌린다. 이렇게 하면 밴드가 엄지손가락에 감길 것이다. 양손 엄지손가락이 서로 반대쪽을 보게 되면 다시 출발점으로 돌아갔다가 반복한다.

포인트 레슨
저항 밴드를 당기는 정도에 따라 저항이 달라진다. 이 운동은 세트당 30~50회씩, 최대한 넓은 가동 범위를 사용해, 어깨에 무리를 주지 않도록 주의하며 실시해야 한다.

참고
손목이 아니라 어깨의 힘으로 회전해야 한다.

장점
밴드는 갖고 다니기 편해서 어디서든 몸을 풀 수 있다. 시합 전에 해도 되고, 근육 트레이닝 전에 해도 좋다.

단점
저항 밴드의 저항은 정확히 측정하기가 어렵고, 다음에 똑같이 재연하기도 어렵다.

TIP

익스터널 로테이션을 할 때는 수축 단계에서 견갑골을 모으며 쥐어짜야 한다.

⚠ 어깨에 통증이 있는 사람은 이처럼 손을 아래로 뻗고 어깨를 회전하면 이두근 장두가 부담을 느낄 수 있다. 이 경우엔 다음에 소개할 운동처럼 손을 위로 드는 익스터널 암 로테이션을 해 보자.

익스터널 암 로테이션

이 운동을 해야 하는 이유는?
어깨 외회전근이 강화된다.

어떤 스포츠에 좋을까?
어깨를 움직여야 하는 모든 스포츠에 좋다. 특히 머리 위로 팔을 들어야 하는 스포츠에 효과적이다.

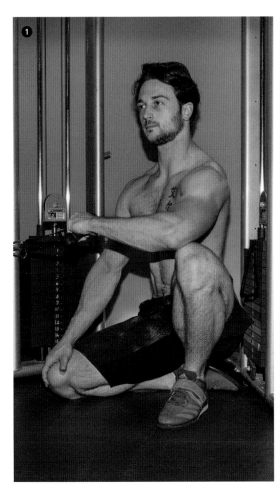 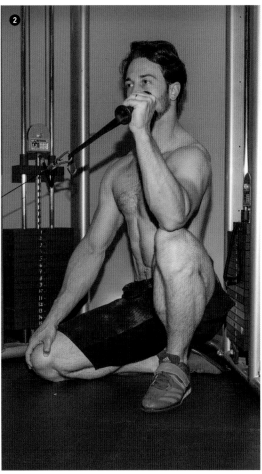

높이 조정이 가능한 도르래 앞의 바닥이나 벤치에 앉는다. 머신이 몸 옆에 오도록 고쳐 앉아 손잡이를 잡는다(손잡이는 몸 중앙 높이에 오게 설정하자). ❶ 왼쪽 팔꿈치를 무릎이나 벤치에 올려서 팔뚝이 바닥과 평행이 되게 한다. ❷ 그다음 팔뚝이 바닥과 수직이 될 때까지 손을 위로 든다. 다시 출발점으로 돌아오되 팔뚝이 평행 지점 밑으로 내려가지 않게 주의하자.

포인트 레슨

자신에게 가장 자연스러운 팔과 몸의 각도를 찾자. 이 각도는 사람마다 다르다.

참고

회전근개는 어깨 통증이 시작되기 전에 미리 관리해야 한다.

변형 운동

도르래가 없거나, 급하게 몸을 풀어야 하거나, 집에서 트레이닝하고 싶다면 몸 측면 중앙 높이에 저항 밴드를 묶고 운동해 보자. 우선 바닥에 무릎을 꿇거나, 바닥이나 벤치에 앉는다. 그리고 팔꿈치를 넓적 다리나 벤치에 올려서 팔뚝이 바닥과 평행이 되게 한다. 그다음 팔뚝이 수직이 될 때까지 손을 위로 든 다. 다시 출발점으로 돌아오되 팔뚝이 평행지점 밑으로 내려가지 않게 주의하자.

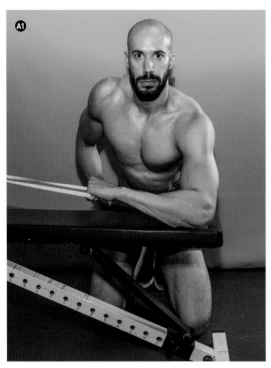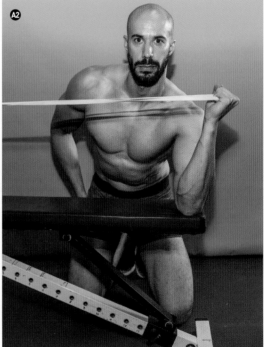

장점

어깨를 움직여야 하는 모든 스포츠에 좋은 몸풀기 겸 근육 강화 운동이다.

단점

덤벨로도 얼마든지 할 수 있지만, 그러면 어깨가 손상되거나 다칠 위험이 크다. 근육 트레이닝의 목표는 몸을 강화하는 것 이지 손상시키는 게 아니라는 걸 명심하자.

> ⚠ 신장 단계에서 중량에 이끌 려 손이 지면에 너무 가깝게 내려가면 안 된다. 운동하는 내내 근 육을 완벽히 통제해야 한다.

풀리 숄더 로테이션

이 운동을 해야 하는 이유는?

극하근을 색다른 각도에서 자극해 강화할 수 있는 운동이다.

어떤 스포츠에 좋을까?

어깨를 움직여야 하는 모든 스포츠에 좋다.

■ 높이 조정이 가능한 도르래로 실시

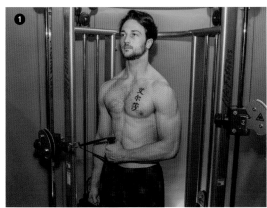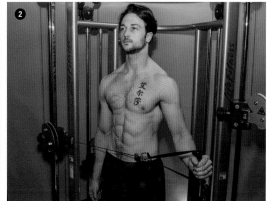

양발을 살짝 벌리고 왼팔을 90도로 굽혀서 이두근 안쪽을 상체에 붙인다. ❶ 신체 오른쪽에 중간 높이로 세팅해 놓은 손잡이를 왼손으로 잡는다. 이때 그립은 뉴트럴 그립(엄지가 위를 향한)을 사용하자. ❷ 팔뚝을 바깥쪽으로 회전한다. 왼쪽으로 최대한 돌린 다음 수축 자세를 1초 유지한 후에 팔뚝을 다시 오른쪽으로 돌린다.

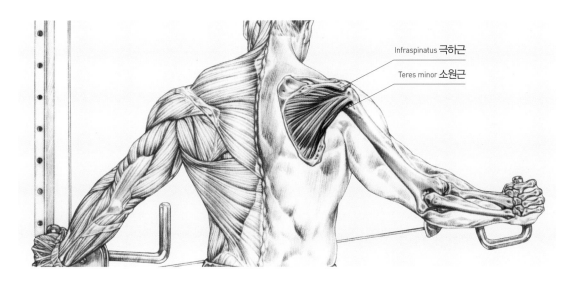

Infraspinatus 극하근

Teres minor 소원근

■ 벤치에 엎드려 덤벨을 들고 실시

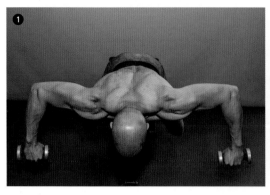 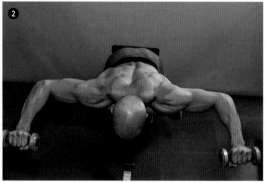

❶ 벤치에 엎드려 양팔을 옆으로 벌리고 팔꿈치를 굽히자. 그다음 작은 덤벨을 오버핸드 그립(양손 엄지가 마주 보게)으로 양손에 하나씩 들자. ❷ 팔이 펴지지 않도록 주의하면서 팔뚝을 바닥과 평행이 될 때까지 들자. 수축 상태를 최소 1초 유지한 후에 중량을 내리자.

변형 운동

도르래가 없거나, 급하게 몸을 풀어야 하거나, 집에서 트레이닝하고 싶다면 허리 높이에 고정한 저항 밴드를 잡고 운동하자.

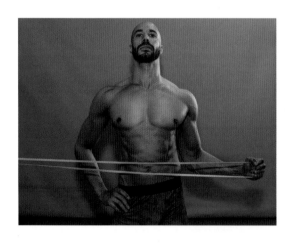

> ⚠️ 이두건이 불편하면 팔꿈치를 정확히 옆구리에 놓는 것보다 살짝 앞으로 내밀고 운동하는 것이 좋다. 그렇게 하면 이두건이 이완되고, 뼈와의 마찰도 줄어든다.

장점

팔을 몸 옆에 두고 운동하면 극상근이 좀 불편해도 트레이닝을 지속할 수 있다.

단점

이 운동을 선 자세로 덤벨을 들고 하는 사람이 종종 있지만, 안타깝게도 그렇게 하면 효과가 없다. 저항 은 위에서 아래가 아닌 옆에서 가해져야 한다.

링이나 서스펜션 스트랩을 사용한 링 플라이, 서스펜디드 푸시업, 딥

이 운동을 해야 하는 이유는?

단순한 링이나 서스펜션 스트랩만 있어도 다음 3가지 유형의 운동을 할 수 있다:

▶ 흉근과 어깨 전면 근육을 강화하는 링 플라이

▶ 흉근과 어깨(특히 전면) 근육, 삼두근을 강화하는 서스펜디드 푸시업과 프레스

▶ 흉근을 강화하고 어깨 전면 근육과 삼두근도 부차적으로 자극하는 딥

어떤 스포츠에 좋을까?

팔을 몸 앞이나 머리 위로 들어야 하는 모든 스포츠에 좋다.

■ 링 플라이

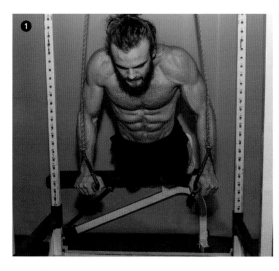
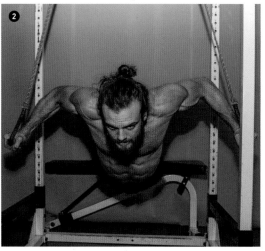

❶ 제자리에 서서 양쪽 손잡이를 잡는다. 그다음 뒤쪽 벤치에 발을 올리고 스트랩으로 몸을 지탱한다. 팔은 곧게 펴고, 몸은 바닥과 약 135도를 이루게 하자. ❷ 팔을 살짝 굽히면서 옆으로 벌려 양손이 가슴과 동일 선상에 놓이게 한다. 이렇게 팔을 벌린 상태를 1초간 유지하자. 그다음 흉근의 힘으로 상체를 다시 들어 올리고 손을 모아 1초간 수축한 후에 다시 손잡이를 벌린다.

■ 서스펜디드 푸시업

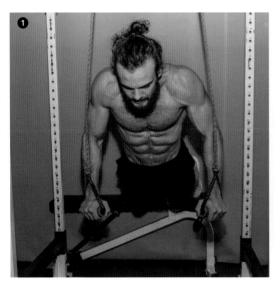 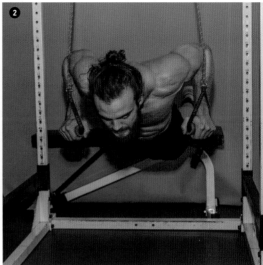

❶ 제자리에 서서 양쪽 손잡이를 잡는다. 그다음 뒤쪽 벤치에 발을 올리고 스트랩으로 몸을 지탱한다. 양손 엄지가 마주 보게 한 상태로 팔을 곧게 펴고, 몸은 바닥과 약 135도를 이루게 하자. ❷ 푸시업을 하듯 팔꿈치를 굽혀 상체를 아래로 내린다. 내려간 상태로 1초 버텼다가 흉근과 삼두근의 힘으로 올라온다. 팔이 거의 다 펴졌으면 다시 내려간다.

■ 딥

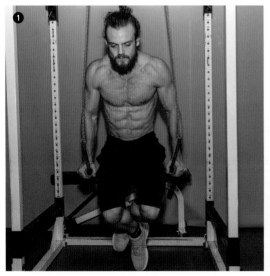 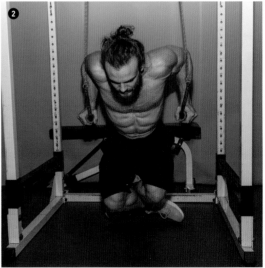

❶ 제자리에 서서 양쪽 손잡이를 잡는다. 팔을 뻗어 스트랩으로 몸을 지탱하고 종아리를 뒤로 들어 올린다. ❷ 팔꿈치를 굽히며 상체를 낮춰서 손이 흉근 하단 높이에 오게 한다. 그다음 팔 힘으로 밀면서 올라온다. 팔이 거의 다 펴졌으면 다시 내려간다.

포인트 레슨

덤벨로 하는 체스트 플라이와 달리 링 플라이를 할 때는 동작의 정점에서 근육의 긴장이 풀리지 않는다. 이는 투창이나 원반던지기 선수에게 특히 좋다.

참고

처음엔 몸이 사시나무처럼 떨릴 것이다. 특히 팔을 폈을 때가 힘든데, 이는 근육의 협응력이 떨어지기 때문이다. 하지만 이 단계는 금방 지나간다. 몇 번만 하고 나면 몸이 떨렸다는 것도 까맣게 잊을 것이다. 이렇게 불안정한 자세로 운동하면 전신이 고루 자극되고, 근육도 잘 활성화되어 실제 스포츠를 하는 것과 유사한 효과를 볼 수 있다.

장점

세 운동 모두 중량이나 머신으로 실시할 수 있지만, 서스펜션 스트랩의 가장 큰 장점은 벤치가 몸을 가리지 않기 때문에 여러 스포츠 경기에 쓰이는 신체 동작과 움직임이 유사하다는 것이다.

스트랩은 도구 없이 집에서 트레이닝할 때 유용하게 쓸 수 있고, 부피가 큰 운동 기구를 저렴한 가격으로 대체할 수 있다. 로프, 카라비너, 손잡이 2개만 있으면 직접 만들 수도 있지만, 스쿼트 케이지처럼 로프를 단단히 고정할 수 있는 물체가 필요하다.

단점

이렇게 불안정한 자세로 하는 운동은 안정된 자세로 하는 운동보다 처음엔 더 힘들게 느껴질 수 있다. 근육이 약한 사람은 다칠 수도 있으니 주의하자.

> ⚠️ 근육이 약한 사람이 링 플라이나 서스펜디드 푸시업을 하면 신장 동작을 하다가 다칠 수 있다. 사고를 방지하려면 스트랩을 조절하여 지면 가까이에서 운동하자. 그러면 떨어져도 바닥이 상체를 받아주기 때문에 어깨가 빠지거나, 흉근이 찢어질 일은 없다. 딥을 할 때는 발이 바닥에 닿는 높이에서 할 것을 권장한다.

인터널 암 로테이션

이 운동을 해야 하는 이유는?
어깨 내회전근이 강화된다.

어떤 스포츠에 좋을까?
팔을 뒤로 당겼다가 뭔가를 던져야 하는 스포츠(예: 핸드볼, 야구, 투창)나 팔씨름 선수에게 좋은 운동
이다.

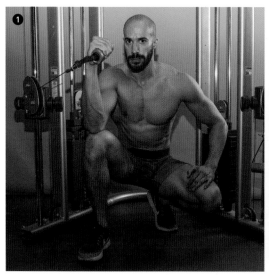 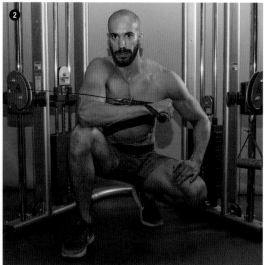

높이 조정이 가능한 도르래 앞에 앉는다. 머신이 옆으로 오도록 돌려 앉아 손잡이를 잡는다(손잡이는 몸
중앙 높이에 오도록 세팅한다). ❶ 팔꿈치를 무릎이나 벤치에 올려서 팔뚝이 바닥과 90도가 되게 한다. ❷
팔씨름을 하듯 팔을 내려서 팔뚝이 바닥과 평행이 되게 한다. 다시 출발점으로 돌아오되 손이 바닥과 수
직이 되는 지점을 넘어가지 않도록 주의하자.

포인트 레슨
자신에게 가장 자연스러운 팔과 몸의 각도를 찾자. 이 각도는 사람마다 다르다.

> ⚠️ 팔을 위로 들 때 중량에 이끌려 손이 너무
> 뒤로 넘어가면 안 된다. 운동하는 내내 몸
> 을 완벽히 통제해야 한다.

변형 운동

도르래가 없거나, 급하게 몸을 풀어야
하거나, 집에서 트레이닝하고 싶으면 옆
에 저항 밴드를 묶어 놓고 운동하자. 팔
꿈치를 올려놓을 수 있는 벤치 같은 사
물 뒤에 무릎을 꿇거나 앉아서 동작을
실시한다.

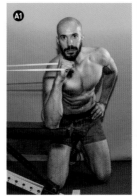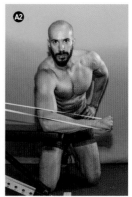

장점
몸을 풀거나 근력을 키우기 좋은 운동이며, 어깨를 사용하는 모든 스포츠에 좋다.

단점
원래는 서서 팔을 옆으로 뻗고 팔꿈치를 90도로 굽혀서 실시하는 게 가장 좋다. 하지만 처음엔 팔을 제
자리에 고정하기 힘들기 때문에 회전근이 제대로 자극되지 않는다. 따라서 자신의 스포츠에 쓰이는 동
작과 완전히 일치하지 않더라도, 여기서 설명한 운동을 먼저 하며 근육을 수축하는 방법을 익히는 것이
좋다.

핑거 익스텐션

이 운동을 해야 하는 이유는?
손목과 손가락 신근을 풀어주고 강화하는 운동이다.

■ 벤치에서 실시

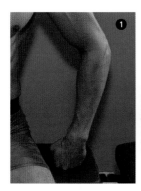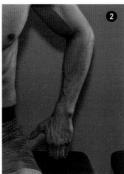

❶ 벤치나 침대 같은 곳에 앉아서 팔을 뻗어
손등을 벤치 표면에 대고 몸을 지탱한다. ❷
발끝으로 설 때처럼 손끝을 세워 팔을 위로 든
다. 손가락이 거의 다 펴졌으면 다시 손등으로
내려온다.

어떤 스포츠에 좋을까?

악력이 많이 필요한 스포츠에 좋다.

참고

스포츠 시합이나 상체 근육 트레이닝을 하기 전에 이 운동을 실시해서 몸을 풀자.

■ 손가락 재활 밴드로 실시

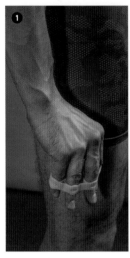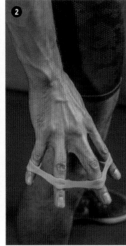

❶ 손가락에 재활 밴드를 두른다. 운동할 팔은 완전히 뻗어야 힘을 잘 낼 수 있다. 팔꿈치를 굽힐수록 신근의 힘이 약해지니 참고하자. ❷ 그 상태로 손을 쫙 펼친다. 이 수축 상태를 최소 1초 유지한 후에 다시 손가락을 모은 다음 동작을 반복한다.

참고

가격이 저렴한 재활 밴드는 손을 자주 쓰는 운동선수에게 정말 유용하다.

장점

간단한 운동으로 방치된 팔뚝 근육을 강화할 수 있다.

단점

운동할 때 새끼손가락을 거의 동원하지 않고도 손을 펼칠 수 있다. 하지만 새끼손가락을 이렇게 운동에서 배제하는 것은 좋지 않다. 따라서 세트 초반엔 새끼손가락에 집중해서 충분한 가동 범위로 잘 펼쳤다 오므리도록 하자. 그러다 새끼손가락이 지치면 힘이 더 센 다른 손가락으로 운동을 이어받는다.

 손 근육은 크기가 작아서 격한 운동에 익숙하지 않다. 처음엔 가벼운 저항으로 운동하다가 점차 저항을 늘려 나가자.

리스트 익스텐션

이 운동을 해야 하는 이유는?

▶ 팔뚝이 강화된다.

▶ 손목, 팔꿈치, 팔뚝 부상이 예방된다.

어떤 스포츠에 좋을까?

손으로 뭔가를 꽉 쥐거나 때려야 하는 스포츠에 좋다.

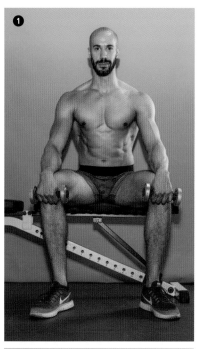

❶ 자리에 앉아 바 1개나 덤벨 2개를 오버핸드 그립(양손 엄지가 마주 보게)으로 잡는다. 팔뚝을 넓적다리나 벤치에 올려놓고 손목을 아래로 떨군다. ❷ 팔뚝 힘으로 손목을 최대한 높이 든 다음 1초 수축한 후에 천천히 손목을 내린다.

포인트 레슨

팔을 곧게 뻗고 운동하면 힘을 더 쓸 수 있다.

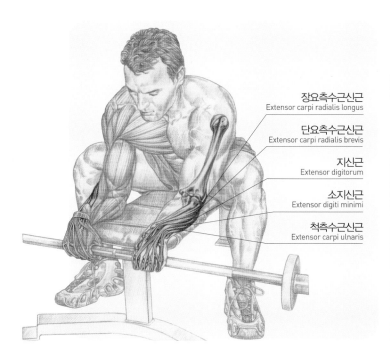

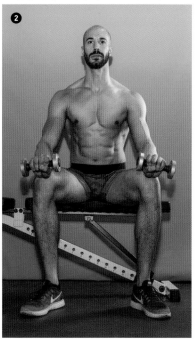

장요측수근신근
Extensor carpi radialis longus

단요측수근신근
Extensor carpi radialis brevis

지신근
Extensor digitorum

소지신근
Extensor digiti minimi

척측수근신근
Extensor carpi ulnaris

변형 운동

A 덤벨이 없거나, 급하게 몸을 풀어야 하거나, 집에서 트레이닝하고 싶을 때는 발로 저항 밴드를 밟고 운동하자.

B 밴드도 없으면 핑거 익스텐션(129쪽 참고)과 비슷한 방법으로 앉아서 손목을 굽혔다가 펴자.

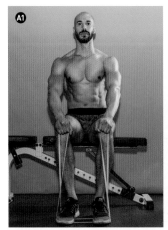 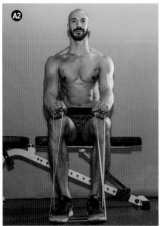

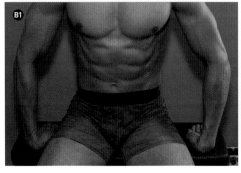 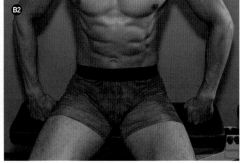

장점
팔뚝, 손목 부상을 예방할 수 있다.

단점
리스트 익스텐션 1세트를 했으면 손목을 굽히는 리스트 컬도 1세트 실시해서 팔뚝 근력의 균형을 맞춰주는 것이 좋다(108쪽의 리스트 컬 참고). 트레이닝을 마치고 회복을 촉진하고 싶다면 팔뚝 근막 마사지를 꼭 해주자(109쪽 참고).

 손목으로 벤치를 과도하게 밀지 말자. 특히 근육이 차가운 상태에서 이렇게 하다간 부상을 당할 수도 있다.

리버스 컬

이 운동을 해야 하는 이유는?

▶ 팔뚝과 팔이 강화된다.

▶ 부상, 특히 테니스엘보가 예방된다.

어떤 스포츠에 좋을까?

손과 팔을 사용하는 모든 스포츠에 좋다.

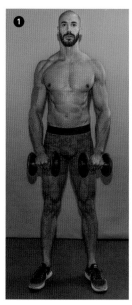 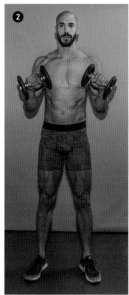

❶ 팔을 몸 옆으로 내리고 양손에 덤벨을 든다. 덤벨은 반 오버핸드 그립(양손 엄지가 거의 마주 보되 살짝 천장을 향한)으로 쥐고 엄지손가락이 새끼손가락보다 살짝 위로 오게 하자. ❷ 팔꿈치가 들리지 않도록 주의하면서 덤벨을 최대한 높이 든다(팔꿈치는 운동하는 내내 상체 옆에 고정해야 한다). 손을 최대한 높이 들었으면 다시 출발점으로 돌아온다.

참고

양손을 동시에 해도 되고, 한 손씩 따로 운동해도 된다.

장점

이 운동은 리스트 익스텐션과 달리 손목을 동원하지 않기 때문에 과사용 부상 위험이 적다.

단점

이 운동은 근육 강화 운동이기 때문에 스포츠 시합을 앞두고 몸풀기를 위해 실시해선 안 된다.

 운동 중에 손목이 긴장한 느낌이 들면 스트랩을 사용해서 압박을 해소하자.

Ⓐ 덤벨보다 손목에 주는 부담이 적은 저항 밴드를 사용해도 된다. 밴드를 사용할 때는 서서 운동해도
되고, 누워서 해도 된다. 후자는 특히 요통이 있는 사람에게 좋다.

Ⓑ 바를 이용해 운동할 수도 있지만, 이는 덤벨보다 손목에 부담을 많이 주니 주의하자.

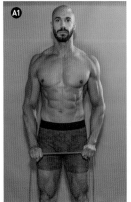 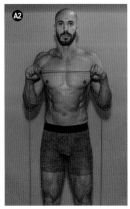 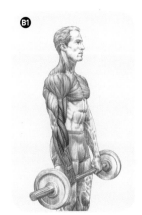 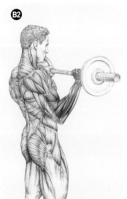

힙 어덕션

이 운동을 해야 하는 이유는?
내전근을 강화해서 근육의 좌상이나 파열을 방지해 준다.

어떤 스포츠에 좋을까?
다리를 사용해 움직여야 하는 모든 스포츠에 좋다. 특히 옆으로 움직여야 하는 스포츠에 좋다.

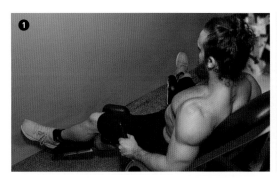 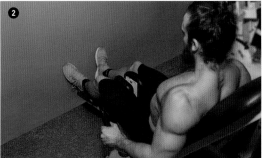

❶ 머신에 앉아서 가동부에 다리를 올린다. ❷ 넓적다리를 천천히, 최대한 가깝게 모은다. 1초 수축한 후
에 다시 출발점으로 돌아오고 동작을 반복한다.

포인트 레슨

준비 자세에서 내전근이 과도하게 늘어나지 않도록 주의하자.

참고

다리를 곧게 펴고 운동하는 머신도 있고, 다리를 굽히고 운동하는 머신도 있다.

변형 운동

머신이 없거나, 급하게 몸을 풀어야 하거나, 집에서 트레이닝하고 싶을 때는 바닥에 다리를 벌리고 앉아 무릎 안쪽에 팔꿈치를 대자. 그다음 양손을 모으고 팔을 90도로 굽혀서 저항 역할을 대신하자. 천천히 양쪽 다리를 최대한 안으로 좁히면서 양팔로 이를 저항한다.

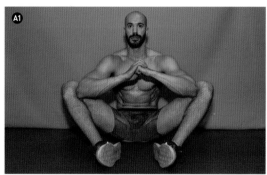 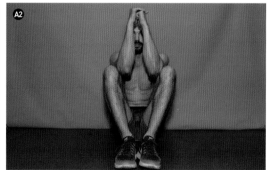

장점

선천적으로 부상에 취약한 근육들을 강화할 수 있다.

단점

머신의 힘에 이끌려 다리를 지나치게 벌리지 말자. 운동하는 내내 몸을 완벽히 통제해야 한다.

⚠ 자신의 가동 범위를 벗어나면 고관절을 다칠 수도 있으니 주의하자.

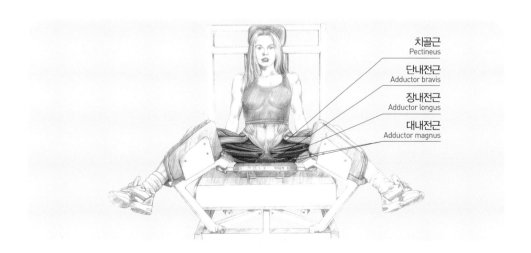

치골근
Pectineus

단내전근
Adductor bravis

장내전근
Adductor longus

대내전근
Adductor magnus

벨트 스쿼트

이 운동을 해야 하는 이유는?
넓적다리 전체와 둔근을 자극할 수 있는 기초적인 운동이다.

어떤 스포츠에 좋을까?
페달을 밟거나, 달리거나, 점프하거나, 다리로 뭔가를 밀거나, 뛰어난 신체 안정감이 필요한 스포츠에
좋다.

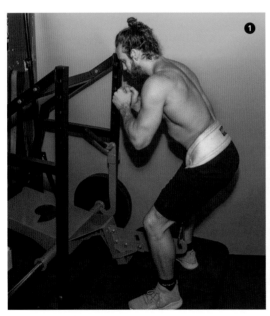 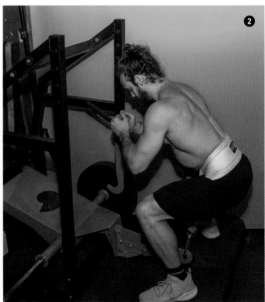

❶ 허리에 벨트를 감고 양발을 어깨너비로 벌리고 선다. ❷ 안전장치를 풀고 무릎을 굽혀서 쭈그려 앉는
다. 다시 일어선 다음 동작을 반복한다.

TIP

중량에 저항 밴드까지 추가하면 더 역동적으로 운동할 수
있다. 특히 네거티브 동작이 어려워진다.

변형 운동

Ⓐ 등을 곧게 펴면 대퇴사두근에 자극이 집중된다.

Ⓑ 상체를 앞으로 숙이면 슬굴곡근과 둔근의 자극이 늘어나고, 대퇴사두근의 자극은 줄어들며, 무릎의 부담도 줄어든다.

Ⓒ 발을 넓게 벌릴수록 내전근의 자극이 증가하여 근육 파열이 예방된다. 이는 특히 옆으로 움직여야 하는 스포츠에 좋다.

Ⓓ 운동 하나로 넓적다리 전체를 고루 자극하고 싶으면 우선 등을 곧게 펴고 운동하자. 이후에 세트 후반부로 갈수록 상체를 점점 앞으로 숙여서 피로에 지친 대퇴사두근 대신 슬굴곡근과 둔근이 운동하게 하자.

장점

벨트 스쿼트는 어깨에 바를 걸치고 하는 일반 스쿼트처럼 척추를 압박하지 않는다. 즉 상체를 앞으로 숙여도 허리를 다칠 위험이 없다는 뜻이다. 오히려 상체를 숙이고 둔근을 뒤로 빼고 운동하면 무릎이 받는 압박이나 부상 위험이 줄어든다.

단점

이 운동을 할 때는 양쪽 다리가 대칭을 이루며 움직이는데, 실제로 달릴 때는 그렇지 않다. 또한 다리를 뒤로 찰 때 사용되는 근육은 완벽히 자극되지만, 무릎을 위로 들 때 사용되는 근육은 그렇지 않으므로 이는 별도의 운동으로 강화해야 한다(66쪽의 '달리기에 좋은 운동' 참고).

> ⚠️ 동작하기 전에 자세부터 완벽히 잡고 운동을 시작하자. 안 그러면 벨트에 끌려 앞으로 넘어질지도 모른다. 웜업 세트를 할 때부터 발의 위치가 올바른지 확인하자.

인클라인 벤치에서 하는 백 익스텐션

이 운동을 해야 하는 이유는?
허리 근육, 둔근, 슬굴곡근이 강화된다.

어떤 스포츠에 좋을까?
척추의 부담이 크거나, 척추 주변 근육의 힘이 많이 필요한 스포츠에 좋다. 이 운동을 하면 하체의 힘이 상체로 더 잘 전달되고, 부상도 방지된다.

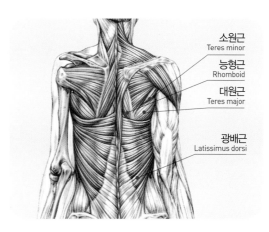

소원근
Teres minor

능형근
Rhomboid

대원근
Teres major

광배근
Latissimus dorsi

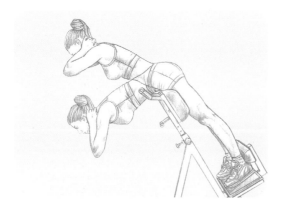

발목을 패드 밑에 고정하고 벤치에 엎드린다. 상체를 이완해서 바닥과 수직이 되게 하자. 그다음 허리 근육의 힘으로 상체를 들어 바닥과 45도가 되게 한다. 다시 처음부터 동작을 반복한다.

■ 스트레이트 벤치에서 실시

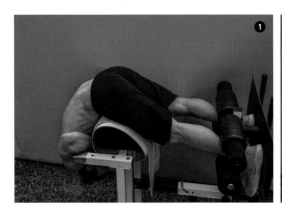
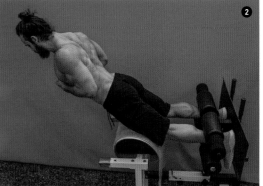

❶ 운동 난이도를 높이고 싶으면 45도로 세팅한 벤치 말고 바닥과 평행으로 세팅한 벤치를 사용한다. ❷ 상체를 바닥과 평행이 될 때까지 들어 올리고, 그 상태로 1~2초 버텼다가 아래로 내려간다.

포인트 레슨
상체를 바닥과 평행이 되는 지점보다 위로 들면 안 된다고 주장하는 사람이 있다. 하지만 요통이 없고, 격하게 운동하지만 않는다면 평행 지점보다 위로 들어도 상관없다. 상체를 바닥과 평행이 되는 지점보다 위로 들면 '과신전'이라는 흥미로운 수축 현상이 발생한다. 선 자세에서 운동할 때는 과신전을 피해야 하지만 엎드려서 운동할 때는 중력이 디스크의 핵을 짓누르지 않기 때문에 문제가 되지 않는다. 또한 내려갈 때는 상체를 바닥과 수직으로 만들겠다고 무리해서 허리를 굽힐 필요가 없다. 허리 근육이 더는 늘어나지 않는 지점까지만 내려가면 된다.

참고
45도 벤치에서 운동하면 저항이 약하기 때문에 운동이 쉬워진다. 스트레이트 벤치에서 운동하고 싶으면 사진과 같은 최신형 벤치를 사용해 보자. 발목 패드가 뒤꿈치를 고정하고 발판이 지지대 역할을 하기 때문에 동작할 때 종아리 근육이 동원된다.

변형 운동

사용하는 벤치와 상관없이 활용할 수 있는 운동 테크닉은 다음 2가지가 있다:

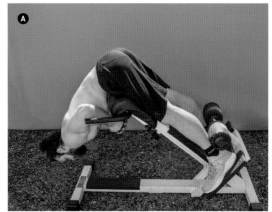

Ⓐ 넓적다리 받침대를 발 받침대 근처까지 최대한 내리자. 이 상태로 운동하면 우선 골반이 동원된다. 이후 넓적다리 뒤쪽 근육과 둔근이 주동근으로 운동을 주도하며, 요추와 천추 주변 근육은 운동을 보조하는 협력근이 된다. 요추와 천추 주변 근육은 등척성 수축을 하며 불타는 느낌을 유발하는데, 이 때문에 이 근육들만 운동된다는 착각이 들 수도 있다. 이 운동 방식은 사이클, 오토바이, 스키와 같이 허리 근육이 척추를 지탱하는데 쓰이는 스포츠에 도움이 된다.

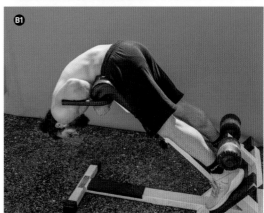

Ⓑ 넓적다리 받침대를 최대한 높이 올려서 발 받침대와 떨어뜨려 놓자. 이 상태로 운동하면 허리를 역동적으로 자극할 수 있고, 척추가 달팽이 움직이듯 꿈틀댄다. 척추 하단에서 동작이 시작되며, 위로 올라올수록 척추도 함께 펴진다. 이 운동 방식은 격투기, 미식축구, 럭비처럼 사람이나 물체를 바닥에서 들어 올려야 하는 스포츠에 도움이 된다.

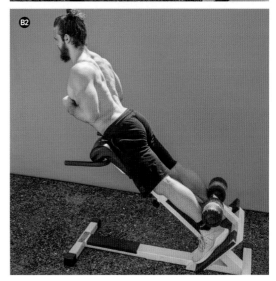

ⓒ 급하게 몸을 풀어야 하거나 집에서 트레이닝 해야 할 때는 앞쪽 바닥 근처에 저항 밴드를 묶어 놓고 운동하자. 데드리프트와 백 익스텐션을 합쳐 놓은 운동이라고 보면 된다.

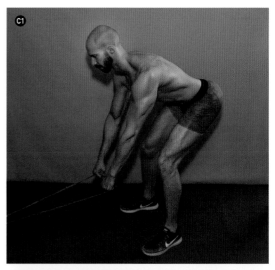

장점

굳이 동작까지 따라하지 않고, 그냥 머신에 올라가 허리를 바닥과 수직으로 늘어트리기만 해도 척추가 스트레칭된다. 트레이닝을 마친 뒤에 척추 회복을 돕고 싶으면 이 자세와 함께 풀업바에 매달리는 자세를 실시해 보자(45쪽 참고).

단점

이 운동은 저항을 추가하기가 어렵다. 잘못하다간 무게중심이 바뀌어 허리 근육이 아닌 다른 근육이 자극될 수도 있으니 주의하자.

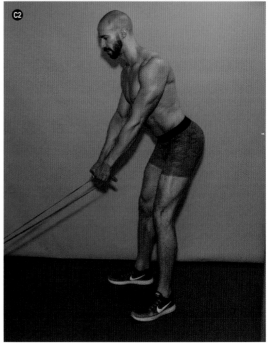

⚠ 척추를 갑자기 들어서 과신전 상태가 되면 위험하다. 몸은 항상 천천히 들자. 이렇게만 해도 역동적인 동작과 등척성 수축을 복합적으로 실시하게 되어 척추 근육(등척성 수축을 하기 위해 만들어진)을 강화할 수 있다.

하이브리드 JM 프레스/벤치 프레스

이 운동을 해야 하는 이유는?

삼두근, 어깨 전면 근육, 흉근을 자극하는 기초적인 운동이다.

어떤 스포츠에 좋을까?

아래와 같은 동작을 해야 하는 스포츠에 좋다:

▶ 사이클, 오토바이, 레이싱처럼 핸들을 밀면서 상체를 안정시켜야 하는 스포츠

▶ 격투기, 럭비, 미식축구처럼 상대를 밀쳐야 하는 스포츠

▶ 복싱처럼 상대를 때려야 하는 스포츠

▶ 수영이나 요트 경기처럼 팔을 뻗었다가 몸쪽으로 당겨야 하는 스포츠

■ JM 프레스

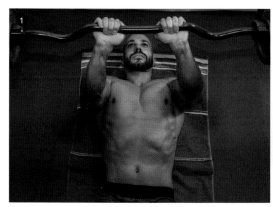 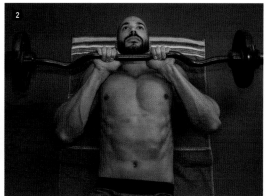

❶ 벤치나 바닥에 깐 매트에 누워서 중간 너비나 좁은 너비로 바를 잡는다. ❷ 팔꿈치를 굽혀서 목 중앙을 향해 바를 내린다. 바를 내릴 높이는 자신의 팔꿈치 건강 상태에 맞춰 결정하자. 최대 중량을 사용하면 가동 범위는 최대 가동 범위의 절반밖에 쓰지 못한다. 여기서 말하는 최대 가동 범위란 어깨나 팔꿈치를 움직이지 않고 팔뚝이 이두근에 닿은 상태다. 이거보다 더 내려갈 수도 있는데, 그러면 어깨에서 동작이 시작되며 위를 향해 있던 팔꿈치도 아래로 내려간다. 삼두근이 벤치나 바닥에 닿으면 팔뚝과 팔 사이의 각도에 더는 변화를 줄 수 없다는 뜻이다. 이 상태까지 되었다면 중량을 들어 올렸다가 다시 처음부터 동작을 반복한다.

포인트 레슨

JM 프레스는 바닥에 누워서 하는 트라이셉스 익스텐션과 비슷해 보인다. 하지만 바를 이마나 머리 뒤로 내리는 대신에 팔꿈치 움직임을 통제하며 목을 향해 내린다는 점이 다르고, 그만큼 가동 범위도 좁다.

■ 벤치 프레스

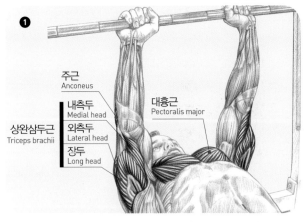
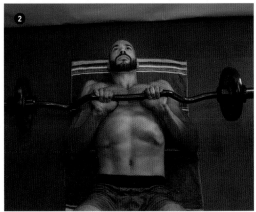

❶ JM 프레스와 똑같은 준비 자세를 취하고 ❷ 흉근 아래쪽을 향해 바를 내린다. 바닥에서 실시하면 벤치에서 실시할 때보다 팔꿈치가 하위 지점에 빨리 도달한다.

주근
Anconeus

내측두
Medial head

대흉근
Pectoralis major

외측두
Lateral head

상완삼두근
Triceps brachii

장두
Long head

포인트 레슨
굳이 바를 흉근까지 완전히 내릴 필요는 없다. 팔뚝이 긴 사람일수록 더더욱 그렇다.

■ 하이브리드 JM 프레스/벤치 프레스

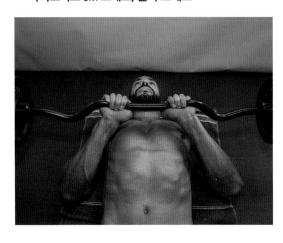

이 운동의 특별한 점은 바를 목과 하부 흉근 사이로 내린다는 것이다. 자신의 팔뚝 길이와 팔꿈치 상태에 따라 세부 위치를 조정하자. 이 복합 운동을 활용하는 또 다른 방법은 우선 JM 프레스를 하다가 실패 지점에 도달하면 바를 내려놓지 말고 곧장 벤치 프레스를 이어서 하는 것이다.

포인트 레슨
양팔의 간격은 자신의 스포츠 종목에서 자주 쓰이는 너비에 맞추면 된다. 예를 들어 사이클 선수라면 자전거 핸들 너비에 그립 너비를 맞추면 된다(로드 사이클 선수는 좁게, ATB 선수는 넓게).
복싱도 마찬가지로 팔꿈치를 몸에서 벌려 펀치를 밖으로 날리는 경우가 드물기 때문에 종목에 맞게 거의 상체 폭에 가까운 좁은 그립을 사용하면 된다.

변형 운동

A EZ 바를 사용하면 프리웨이트보다 손목의 부담이 적다. 덤벨 2개를 들고 하거나, 파워 랙을 써도 된다.

B 급하게 몸을 풀거나, 집에서 트레이닝해야 할 때는 팽팽한 저항 밴드를 뒤쪽 허리 높이에 고정하고 운동하자. 운동 방식은 선 자세에서 양손으로 밴드를 잡고 목 높이로 민다.

C 밴드를 가슴 높이로 밀어도 좋다.

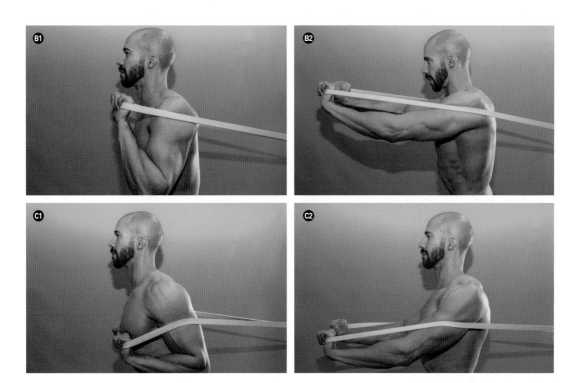

장점

완벽한 상체 운동이라서, 미는 힘이 많이 필요한 스포츠에 좋다.

단점

팔꿈치 관절은 부상에 취약하다. 이 운동은 그중에서 팔꿈치에 주는 부담이 가장 적긴 하지만 팔꿈치에 통증이 느껴진다면 가동 범위를 넓히진 말자.

> ⚠️ 이 운동을 할 때 '폴스 그립(엄지를 나머지 손가락과 같은 쪽에 놓는)'을 사용하는 사람이 많다. 하지만 이 그립을 사용하면 도중에 바를 놓칠 위험이 있다.

브리지(힙 스러스트)

이 운동을 해야 하는 이유는?
브리지는 수많은 근육을 강화해 준다.
특히 둔근, 슬굴곡근, 허리 근육, 대퇴
사두근, 종아리 근육 강화에 좋다.

어떤 스포츠에 좋을까?
격투기에 직접적인 영향을 미치는 운
동이다. 바닥에서 상대에게 제압당했
을 때 상대를 밀치고 일어나는 힘을

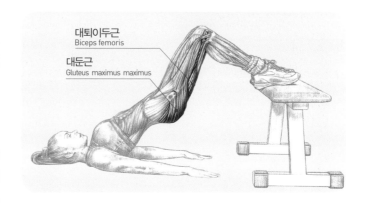

대퇴이두근
Biceps femoris

대둔근
Gluteus maximus maximus

키워주고, 균형 감각을 향상시켜 쉽게 넘어지지 않게 해주기 때문이다. 이외에도 하체를 사용해 움직여
야 하는 대부분 스포츠(예: 달리기, 높이뛰기, 멀리뛰기, 사이드스텝)에 도움이 된다.

올림픽 바를 사용한 브리지

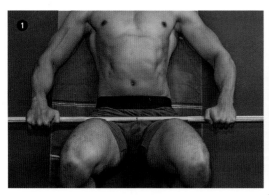
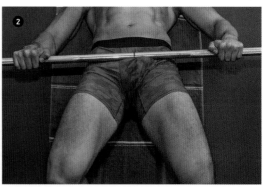

❶ 바닥에 앉아 다리를 곧게 편다. 원판을 끼운 바를 발 근처에 놓고 손으로 굴려서 사타구니 쪽으로 이동
시킨다. 그다음 발뒤꿈치를 대퇴골 쪽으로 당겨서 무릎을 90도로 굽힌다. ❷ 둔근과 발 힘으로 복부를 들
어서 넓적다리와 상체가 바닥과 삼각형을 이루게 한다. 이때 어깨 뒷면과 등 상단은 바닥에 대서 지렛대 역
할을 해야 한다. 1초간 수축하며 둔근을 최대한 쥐어짠 후에 다시 출발점으로 돌아온다. 상체가 바닥에 닿
지 않도록 주의하며 동작을 반복한다. 더 반복하기 힘들면 잠시 바닥에 누워서 쉬었다가 몇 회 더 반복하자.

■ 머신을 사용한 브리지

벤치 높이와 중량을 조정한다. 자리를 잡으면 스트랩으로 몸을 고정하고, 쿠션을 사타구니 쪽으로 내려서
운동을 실시한다.

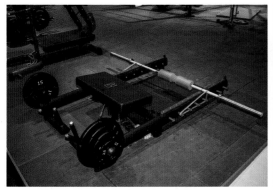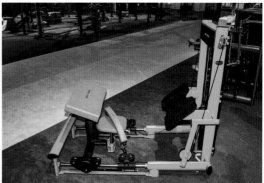

▲ 다양한 브리지(힙 스러스트) 머신들

포인트 레슨

동작하기 전에 바가 자리를 잡으면 손으로 꽉 잡자. 바가 올라갔다가 다시 바닥에 닿기 전까진 손에 힘
을 풀면 안 된다. 둔근을 높이 들면 바가 배쪽으로 미끄러질 수 있으니 주의하자. 운동할 때 사람들이
가장 많이 하는 실수는 더 무거운 중량을 들기 위해 가동 범위를 희생하는 것이다. 하지만 가동 범위는
세트 후반부에만 좁히는 것이 좋다. 동작을 하다가 둔근을 높이 들기 힘들어지면 운동을 중단하지 말고
가동 범위를 좁혀서라도 이어 나가자.

참고

▶ 요즘엔 브리지(힙 스러스트) 머신이 많이 출시되어 있다. 운동 효과는 바를 사용할 때와 별 차이가
   없지만 편안하긴 하다.

▶ 벤치에 등을 기대고 가동 범위를 넓힐 수 있는 머신도 있는데, 그러면 난이도가 높아진다.

변형 운동

Ⓐ 양발의 너비는 목표에 맞게 조정하자.

▶ 둔근 근처로 양발을 모으고 실시하면 슬굴곡근보다 대퇴사두근이 더 자극된다.

▶ 양발을 벌려 둔근과 떨어트려 놓고 실시하면 대퇴사두근보다 슬굴곡근이 더 자극된다.

Ⓑ 머신이 없으면 파워 랙을 써도 좋다. 파워 렉으로 운동하면 바가 움직이거나 굴러다니지 않는다.

Ⓒ 도구 없이 바닥에서만 실시하면 운동이 쉬워져 몸풀기 운동으로 하면 좋다. 난이도를 높이고 싶으면 한쪽 다리로 실시해 보자. 오른쪽 다리로 운동을 마치고 곧장 왼쪽으로 운동을 이어 나가면 근력뿐만 아니라 지구력까지 향상된다.

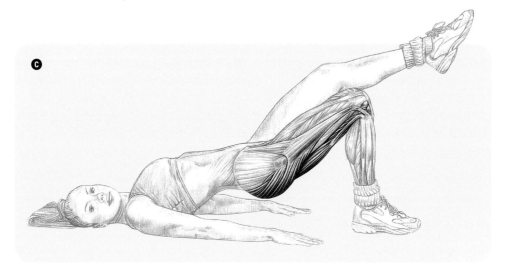

장점

브리지(힙 스러스트)는 둔근을 자극하는 운동이지만 스쿼트나 데드리프트보다 허리에 주는 부담이 적고(부담이 없다는 뜻은 아니다), 동작의 정점에서 둔근을 더 강하게 수축할 수 있다.

단점

중량을 사용해 실시할 때 심한 불편함을 호소하는 사람이 종종 있다.

> ⚠ 바 밑으로 쉽게 빠져나올 수 있도록 큰 원판을 사용하는 것이 좋다. 작은 원판을 사용하면 원판을 끼운 바 밑에 깔릴 수도 있으니 주의하자. 특히 무거운 중량으로 운동할 때는 바에 몸이 짓눌리지 않게 신경 써야 한다. 운동하기 전에 원판이 바닥에 닿는지 미리 확인하자.

트랩바나 데드리프트 머신을 사용한 스쿼트

이 운동을 해야 하는 이유는?

다리 전체와 등 근육을 자극하는 기초적인 운동이다. 어깨에 바를 걸치고 하는 일반적인 스쿼트와 달리 무게중심의 영향을 크게 안 받기 때문에 키가 큰 사람도 비교적 몸을 곧게 세우고 운동할 수 있고, 그만큼 허리 부상 위험도 적다.

어떤 스포츠에 좋을까?

하체를 움직이거나 하체로 몸을 안정시켜야 하는 모든 스포츠에 좋다. 격투기 선수가 이 운동을 하면 상대가 더 가볍게 느껴지고, 상대를 제압하거나 통제하기 쉬워진다.

스쿼트와 데드리프트의 차이점

스쿼트와 데드리프트는 대표적인 근육 트레이닝 운동이며 서로 비슷한 점이 많은데, 특히 넓적다리의 움직임이 비슷하다. 하지만 연구에 따르면 스쿼트보다 데드리프트를 했을 때 하체 근력이 더 성장한다고 한다. 또한 데드리프트는 출발 근력을 더 효과적으로 개선하며(15쪽의 'RFD 이해하기' 참고), 상대 선수와 대치하거나 선 자세로 스타트해야 할 때 폭발력을 키워준다.

두 운동의 결정적 차이는 바를 잡는 방식인데, 이는 무게중심에도 영향을 미친다. 일반적으로 스쿼트를 할 땐 등을 최대한 곧게 세워야 하지만 데드리프트를 할 땐 상체를 앞으로 숙인다. 하지만 트랩바나 머신을 사용하면 이런 차이가 사라지고, 특히 동원되는 근육이 거의 비슷해진다. 이 경우에는 몸을 더 곧게 세워야 하기 때문에 허리 근육과 둔근의 활동량이 약 27% 감소한다. 반면에 대퇴사두근의 동원량은 스쿼트 자세인지, 데드리프트 자세인지에 따라 최대 32~64%까지 증가한다. 이는 달릴 때 대퇴사두근을 많이 써야 하는 운동선수에게 유용하다. 대퇴사두근보다 둔근이나 허리 근육을 더 동원하고 싶으면 상체를 앞으로 좀더 숙여보자.

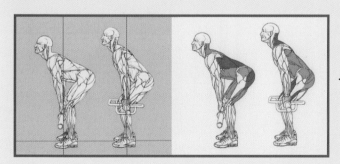

◀ 트랩바를 사용하면 일반 바를 쓸 때보다 상체를 더 곧게 세워야 한다. 그래서 등, 특히 허리의 부담이 적다. 또한 등이나 둔근보다 넓적다리가 더 자극된다.

■ 트랩바로 실시

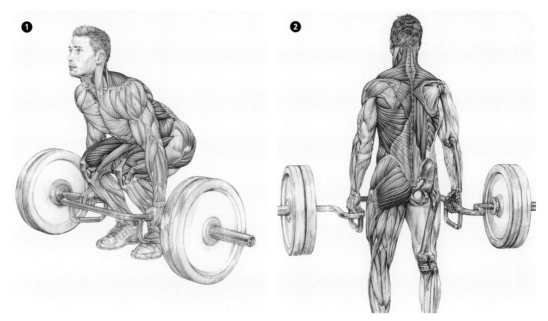

❶ 트랩바 안에 발을 넣는다. 등을 곧게 세운 채로 쭈그려 앉아 바를 잡는다. ❷ 넓적다리와 등 근육의 힘으로 일어선다. 다리를 다 펴거나 반쯤 폈으면 다시 내려갔다가 올라온다.

■ 데드리프트 머신으로 실시

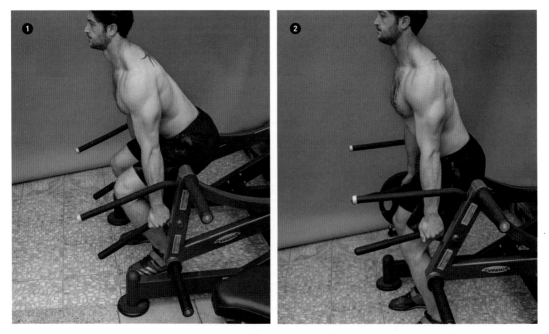

❶ 뒷걸음질로 머신에 들어간다. 등을 곧게 편 채로 쭈그려 앉아 머신의 손잡이를 잡는다. ❷ 넓적다리와 등 근육의 힘으로 일어선다. 다리를 다 펴거나 반쯤 폈으면 다시 내려갔다가 올라온다.

포인트 레슨
스쿼트와 데드리프트를 같은 트레이닝 루틴 안에 포함시키는 것은 좋지 않다. 트랩바나 데드리프트 머신을 쓰는 가장 큰 이유는 한 가지 운동으로 스쿼트와 데드리프트의 장점을 모두 얻어 시간을 절약하기 위해서다.

참고
트랩바나 머신 손잡이를 잡고 있기 힘들다면 스트랩을 쓰자. 그러면 넓적다리보다 손이 먼저 지칠 일은 없다.

변형 운동
트랩바나 머신이 없으면 양손에 덤벨을 들고 팔을 아래로 뻗은 채로 운동하자.

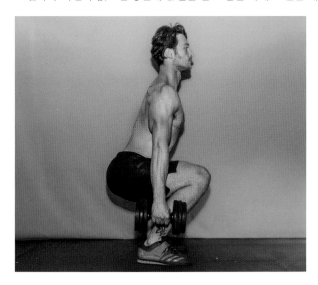

장점
뉴트럴 그립으로 잡고 운동하면 이두근 파열 위험이 크게 줄어든다(반면에 리버스 그립으로 데드리프트를 하면 파열될 위험이 크다).

단점
낮은 자세에서 운동을 시작해야 하기 때문에 자세가 불편할 수는 있다. 하지만 1회 반복할 때마다 바닥에 중량을 잠시 내려놓고 휴식한 다음 다시 시작하는 방식으로 하면 폭발력을 더 향상시킬 수 있다.

> ⚠️ 일반적으로 스쿼트는 데드리프트를 할 때보다 허리가 부상에 노출될 위험이 적지만, 허리에 계속 부담을 주긴 한다. 또한 트랩바를 사용하더라도 부상 위험이 줄어드는 것이지, 사라지는 것은 아니다.

재머 프레스

이 운동을 해야 하는 이유는?

▶ 신체의 모든 관절을 동원할 수 있다.

▶ 신체의 모든 근육, 특히 어깨 전면 근육, 흉근, 삼두근, 대퇴근이 자극된다.

어떤 스포츠에 좋을까?

상대와 접촉이 있거나, 사물을 던져야 하는 모든 스포츠에 좋다.

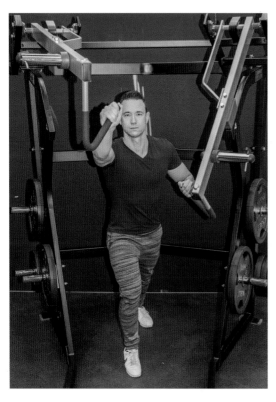
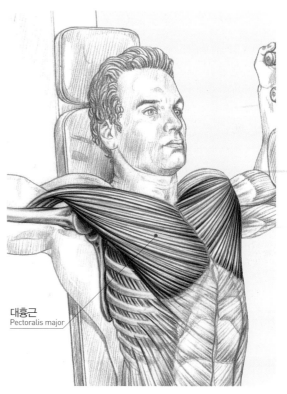

대흉근
Pectoralis major

❶ 머신 안에 서서 한쪽 다리는 앞으로 내딛고, 반대쪽 다리는 뒤로 뻗어 몸을 안정시킨다. ❷ 손잡이를 잡고 발끝에 힘을 실은 다음, 등을 곧게 편 채로 손잡이를 밀면서 팔을 뻗는다. 출발점으로 돌아와 동작을 반복한다. 양팔을 동시에 운동해도 좋고, 한 팔씩 운동해도 좋다.

참고

요즘엔 재머 암이 달린 스쿼트 랙이 많이 출시되고 있다. 이런 스쿼트 랙이 일반적인 재머 프레스 머신보다 좋은 점은 손잡이 높이를 조정해서 어깨 근육과 흉근의 동원 비율에 변화를 줄 수 있다는 것이다.

▶ 손잡이 높이가 높을수록 어깨 전면 근육이 더 많이 동원된다.

▶ 손잡이 높이가 낮을수록 흉근이 더 동원된다.

변형 운동

재머 머신이 없으면 올림픽 바로 운동해도 된다. 바의 한쪽 끝을 바닥의 모퉁이나 스쿼트 랙에 고정하고 실시하자.

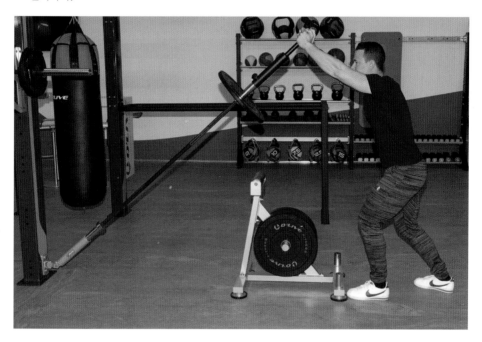

장점

이 운동은 일반적인 어깨 운동과 달리 팔을 위로 완전히 들지 않기 때문에 어깨 손상을 최소화하면서 삼각근을 자극할 수 있다.

단점

손잡이를 미는 각도가 실제 스포츠 시합에서 쓰이는 동작의 각도와 다를 수 있다. 상대와 신체 접촉이 잦은 스포츠를 한다면 무릎을 다양한 각도로 굽혀 가며 운동하여 근육이 자극되는 각도에 변화를 주자.

> 숄더 프레스와 마찬가지로 등을 아치 모양으로 굽히면 힘은 더 많이 낼 수 있지만, 삼각근의 자극이 감소하고 허리가 부상 위험에 노출된다.

이 운동을 해야 하는 이유는?

전신 근육을 자극하는 기초적인 운동이다. 특히 상체 근육(어깨 전면 근육, 흉근, 삼두근, 등 근육, 이두근) 자극에 효과적이며, 코어 근력도 키워준다.

어떤 스포츠에 좋을까?

상대와 신체 접촉이 잦은 스포츠, 몸을 회전하는 스포츠, 어깨와 팔을 많이 쓰는 스포츠에 좋다.

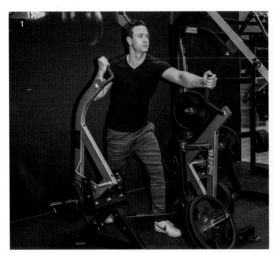 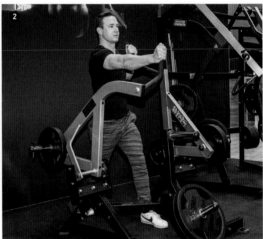

❶ 머신 안에 서서 한쪽 다리를 앞으로 내딛고 반대쪽 다리를 뒤로 뻗어 몸을 안정시킨다. 손잡이를 잡고 발끝에 힘을 실은 다음, 등을 곧게 편다. ❷ 굽혔던 팔은 손잡이를 밀면서 뻗고, 뻗었던 팔은 손잡이를 당기면서 굽힌다. 동작을 반복한다.

포인트 레슨

이렇게 운동을 마치면 반 세트만 한 것이다. 한 세트를 완전히 마치려면 양팔 모두 밀고 당겨야 한다. 이를 위해선 머신에서 180도 돌아서 운동을 반복하자.

참고

반 세트나 한 세트를 마치고 쉬었다가 반복하는 식으로 운동하면 근력 향상에 좋다. 중간에 쉬지 않고 서킷 방식으로 실시하면 근력과 지구력을 모두 키울 수 있다.

변형 운동

Ⓐ 한 팔씩 운동해도 좋고, 양팔로 동시에 운동해도 좋다. 한 팔씩 따로 운동하면 자신의 스포츠에 맞게 미는 동작이나 당기는 동작 중 하나에만 집중할 수 있다. 하지만 어깨 전면과 후면의 근력 불균형을 방지하려면 양팔을 다 운동하는 것이 좋다.

ⓑ 운동 중에 몸을 회전하면 가동 범위가 넓어진다.

ⓒ 상체 항회전 동작을 추가해서 운동해 보자(43쪽의 '회전 운동의 문제점' 참고). 팔은 끊임없이 움직이되 복사근에 힘을 주어 상체를 고정한다. 이때 팔의 가동 범위는 줄어든다.

ⓓ 손잡이를 잡은 팔을 고정한 채로 머신 안에서 상체만 회전하면 회전근과 코어 근육, 허리 근육이 강화된다.

ⓔ 머신이 없으면 저항 밴드 2개를 중간 높이에 묶고 운동해 보자(밴드 하나는 몸 앞에, 하나는 몸 뒤에). 반 세트를 마쳤으면 180도 돌아서 나머지 반 세트를 마치자.

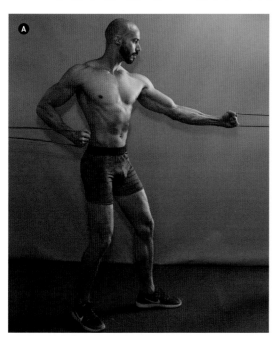
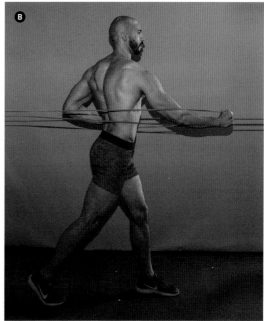

슈퍼세트

콤보 트위스트와 재머 프레스(150-153쪽 참고)를 휴식 없이 이어서 실시해 보자. 이 기능성 운동은 전신의 모든 근육과 코어 근육을 몇 분 만에 자극하며, 지구력까지 향상시켜 준다.

장점

어깨를 부상에 노출시키지 않으면서 상체의 모든 근육을 자극할 수 있는 운동이다. 어깨를 앞으로 미는 근육과 뒤로 당기는 근육을 모두 강화할 수 있어서 근력 불균형도 방지되고, 부상당할 일도 없다.

단점

요즘엔 이런 머신이 있는 헬스클럽이 늘어나고 있지만, 아직 흔하지는 않다.

 허리에 문제가 있는 사람은 이 운동을 하지 않는 것이 좋다.

이 운동을 해야 하는 이유는?
승모근 상단과 중앙이 자극된다. 일반적인 운동으로는 강화하기 힘든 부위라서 부상 예방에도 좋다.

어떤 스포츠에 좋을까?
격투기나 신체 접촉이 잦은 스포츠, 어깨나 무릎 통증이 자주 유발되는 레이싱이나 오토바이, 사이클 경기에 좋다.

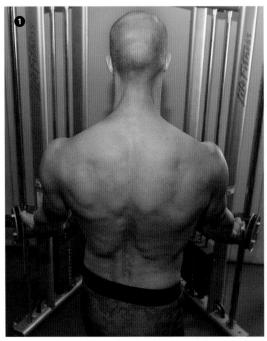 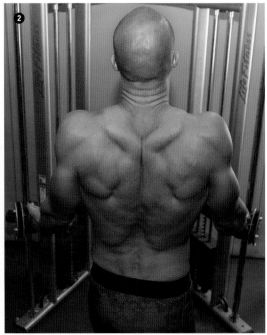

❶ 도르래를 대략 무릎 높이로 세팅한다. 그다음 머신을 보고 서서, 반 오버핸드 그립이나 뉴트럴 그립으로 손잡이를 잡는다. ❷ 팔을 살짝 굽힌 상태에서 어깨를 위로 들며 견갑골을 모으고, 승모근을 쥐어짠다. 1초 수축한 후에 내려온다.

포인트 레슨
머신에 다가가느냐, 머신에서 멀어지느냐에 따라 승모근이 자극되는 각도가 달라진다. 몸을 안정시키려면 양발을 평행으로 놓는 대신에 한 발은 앞에 놓고, 한 발은 뒤에 놓자.

변형 운동

밴드 2개를 앞쪽 무릎 높이에 묶어서 저항을 만들고 운동해도 좋다. 이 방식은 특히 트레이닝 전에 몸풀기로 좋다.

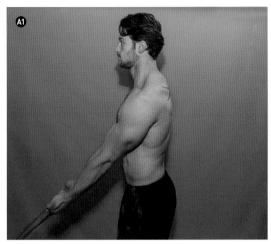 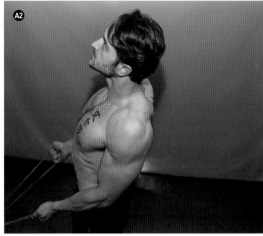

장점

이 운동을 하면 일반적인 슈러그나 데라비에 슈러그를 할 때와는 다른 방식으로 승모근이 자극되고, 특히 경추 부상 예방에 좋다(두 운동에 대한 설명은 〈NEW 근육운동가이드〉를 참고하자).

단점

이 운동은 생각보다 복잡해서 숙달이 쉽진 않다. 올바른 근육에 자극을 집중하는 법을 터득하려면 시간이 필요하다.

> ⚠️ 상부 승모근을 강화하는 모든 운동은 사실 경추에 위험하다. 동작할 때 고개를 똑바로 세워서 뒤로 살짝 젖히자. 운동 중에 딴 생각을 하다가 고개를 돌리면 위험하니 주의하자.

이 운동을 해야 하는 이유는?
복근과 고관절 굴곡근이 자극된다.

어떤 스포츠에 좋을까?
강한 복부 근력이 필요한 스포츠, 다리나 무릎을 들어서 빨리 달려야 하는 스포츠에 좋다.

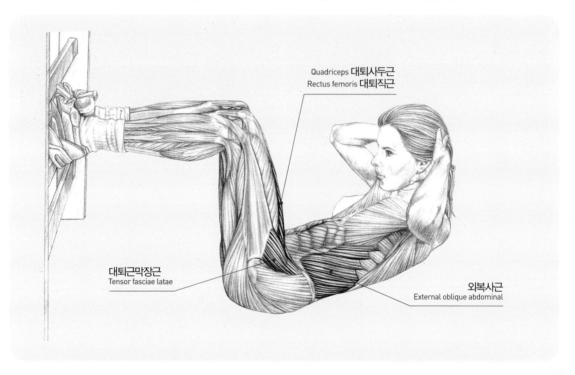

❶ 바닥에 누워 다리를 굽힌다. 발은 머신이나 바 밑에 끼우거나, 파트너에게 잡아 달라고 하자. ❷ 어깨를 천천히 바닥에서 들어 상체를 말아 올린다. 상체가 넓적다리에 닿을 때까지 올라간 다음 다시 출발점으로 돌아가고 동작을 반복한다. 동작할 때 신체 반동을 사용하지 않도록 주의하자.

변형 운동

Ⓐ 덤벨을 가슴 앞에 들고 동작하면 저항이 증가하여 운동 난이도가 높아진다.

Ⓑ 다양한 벤치를 활용해 상체 각도에 변화를 주면 운동 난이도가 높아진다.

Ⓒ 똑바로 올라오지 않고 오른쪽 팔꿈치를 왼쪽 무릎에 댔다가, 왼쪽 팔꿈치를 오른쪽 무릎에 대는 방식으로 운동하면 복사근, 회전근, 복근 근력 강화에 도움이 된다.

Ⓓ 발을 고정하지 않은 상태로 운동하면 복근이 더 잘 고립되지만, 다리를 공중으로 힘차게 들 때 사용되는 근육(대퇴직근, 대퇴근막장근)은 강화되지 않는다. 따라서 이 방식은 하체 근육이 필요한 운동 선수에겐 손실이 크므로 추천하지 않는다.

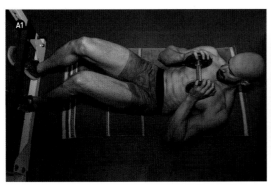

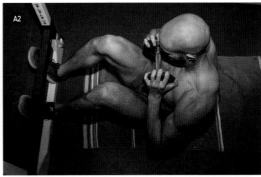

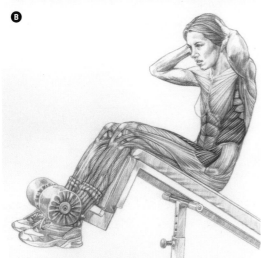

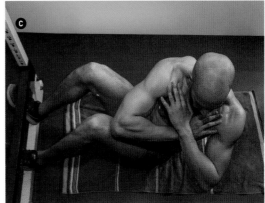

 고관절 굴곡근을 자극하려고 발을 세게 당기면 허리의 압박이 커진다. 디스크에 경미한 통증이라도 있는 사람은 이 운동을 하지 않는 것이 좋다.

SPORTS
TRAINING
PROGRAM

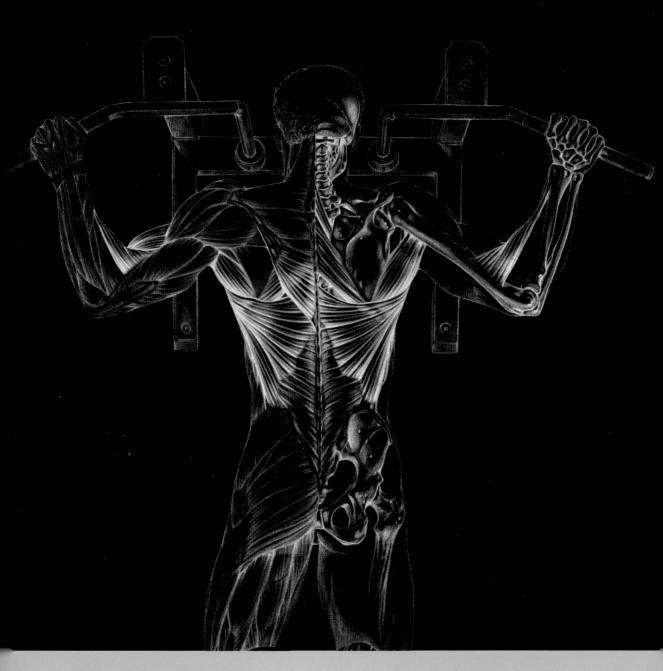

PART 03

종목별
트레이닝 프로그램

01 운동 준비하기

이번 장에선 주요 스포츠 종목의 수준별 트레이닝 프로그램을 소개하겠다. 모든 프로그램은 다음의 3단계를 기준으로 진행한다:

❶ 근육 트레이닝이 처음이라면 자신의 종목에 맞는 초급자용 프로그램을 실시하자.

❷ 초급자용 프로그램에 익숙해지면 상급자용 프로그램으로 넘어가자.

❸ 최종 목표는 자신에게 맞는 프로그램을 설계해서 운동 효과를 극대화하는 것이다. 이를 위해선 자신의 숙련도, 필요 사항, 목표, 본서에 소개된 팁을 모두 고려해 프로그램을 짜야 한다.

　종목별 프로그램 말고도 특정 근육을 발달시키기 위한 프로그램도 소개하겠다. 예를 들어 요통이 자주 발생한다면 허리 주변 근육 강화에 초점을 맞춰야 한다. 이외에도 일반적인 웜업 프로그램과 회복 프로그램도 소개할 것이다.

간단한 트레이닝 원칙

모든 트레이닝을 할 땐 다음과 같은 단순한 원칙을 따르면 된다:

▶ 스포츠 훈련의 강도가 높아지면 근육 트레이닝 양을 줄인다.

▶ 고중량으로 트레이닝을 했다면 다음 트레이닝 땐 가벼운 중량으로 많은 횟수를 반복하는 식으로 운동한다. 운동이 격렬한 만큼 회복도 길어지기 때문이다.

　만약 이번 트레이닝의 운동 효과가 약했다면 다음 트레이닝 땐 눈에 띄는 효과를 볼 가능성이 크다. 에너지가 많이 남아 있고, 휴식 시간도 적게 필요하기 때문이다. 단 어떤 운동을 하든 전신에 피로가 느껴지기 전에 트레이닝 양을 줄이거나 중량을 줄여야 한다는 사실을 명심하자. 피로가 느껴질 때쯤이면 이미 늦었다는 뜻이다. 휴식을 현명하게 조절해야 오버트레이닝을 막을 수 있다.

매주 근육 트레이닝을 얼마나 해야 할까?

한 연구진이 근육 트레이닝의 효과를 분석하기 위해 평소 운동량이 부족한 사람들을 세 집단으로 나눠 12주 동안 매주 2회, 3회, 4회 운동하도록 시켰다. 트레이닝 프로그램은 전신을 빠짐없이 자극하는 8가지 운동을 3세트씩 실시하도록 구성했고, 그 결과는 다음과 같았다.

피험자의 대퇴 근력 증가

▶ 2회 운동한 그룹은 18%

▶ 3회 운동한 그룹은 24%

▶ 4회 운동한 그룹은 30%

피험자의 흉근 근력 증가

▶ 2회 운동한 그룹은 21%

▶ 3회 운동한 그룹은 30%

▶ 4회 운동한 그룹은 32%

다들 트레이닝 몇 번 했을 뿐인데 근력이 빠르게 성장했음을 알 수 있다. 물론 트레이닝을 자주 한 그룹의 결과가 좀더 좋긴 했지만, 트레이닝 양을 많이 늘리면 그만큼 정체기도 빨리 찾아온다. 주당 1회씩만 운동해도 위의 세 그룹과 비슷한 빠른 근력 성장을 경험할 수 있다.

초급자나 중급자 대부분은 주당 2회의 트레이닝이 가장 적합하다. 단 초급자는 눈에 띄는 근육 성장이나 체중 증가를 경험할 수는 없을 것이다. 근비대가 아닌 신경계의 변화를 통해 얻어진 결과이기 때문이다. 만약 트레이닝을 자주 하기 어렵다면 한번 할 때 강하게 운동해도 되지만, 그러면 피로가 빨리 쌓여서 트레이닝 사이의 회복 시간이 길어진다. 반면에 트레이닝을 자주 할 수 있다면, 세트당 운동 강도를 낮춰서 회복 시간을 짧게 하자.

02

근육 트레이닝이나 스포츠 시합 전에 하는 웜업 프로그램

시합 전이나, 근육 트레이닝을 하기 전에 여기서 소개하는 웜업 프로그램을 실시해 보자. 이 프로그램은 근육과 심혈관계를 모두 운동에 대비시킬 수 있다.

웜업의 근력 강화 효과

스포츠 시합을 하기 전에 근육 트레이닝으로 몸을 풀면 근력 강화 효과를 볼 수 있다. 또한 단순히 맨몸운동으로 몸을 푸는 대신에 좀더 세부적이고 격렬한 몸풀기 운동을 실시하면 다음과 같은 2가지 효과를 볼 수 있다: 첫째는 근육을 운동에 대비시킬 수 있고, 둘째는 신경 신호가 강해져서 일시적으로 강력한 힘을 낼 수 있다. 학자들은 이를 '강화 현상(potentiation)'이라고 부른다.

상체 웜업 프로그램

아래 운동을 휴식 없이 이어서 1-2회 반복하자.

1 저항 밴드를 사용한 인터널 숄더 로테이션: 20-50회(119p)

2 저항 밴드를 사용한 익스터널 숄더 로테이션: 20-50회(120p)

3 레터럴 레이즈: 20-30회(118p)

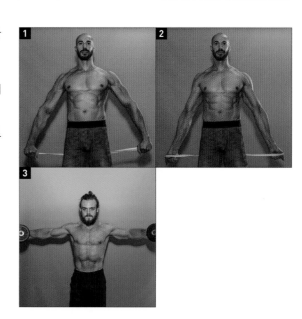

4 벤트오버 레터럴 레이즈: 20–30회
(116p)

5 로: 20–30회(113p)

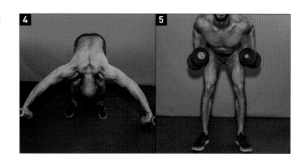

몸을 회전하는 스포츠에 좋은 웜업 프로그램

아래 운동을 휴식 없이 이어서 1–2회 반
복하자.

1 저항 밴드를 사용한 인터널 숄더 로테
이션: 20–50회(119p)

2 저항 밴드를 사용한 익스터널 숄더 로
테이션: 20–50회(120p)

3 플랭크: 최소 30초(106p)

4 저항 밴드를 사용한 스탠딩 앱 트위스
트: 양쪽으로 각 20–30회(102p)

5 브리지(힙 스러스트): 20–30회(144p)

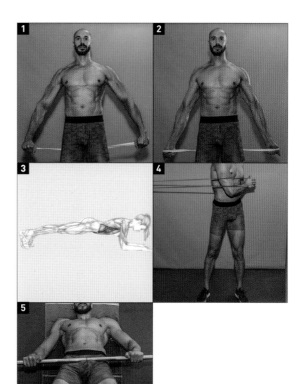

하체 웜업 프로그램

아래 운동을 휴식 없이 이어서 1–2회 반복하자.

1. 스탠딩 카프 레이즈: 30–50회(86p)

2. 수건을 사용한 고관절 회전근 웜업: 50–100회(93p)

3. 브리지(힙 스러스트): 20–30회(144p)

4. 덤벨 2개를 사용한 스쿼트: 20–30회 (149p)

5. 풀 스루: 20–30회(77p)

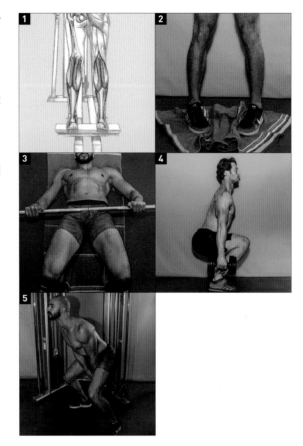

전신 웜업 프로그램

아래 운동을 휴식 없이 이어서 1–2회 반복하자.

1. 저항 밴드를 사용한 인터널 숄더 로테이션: 20–50회(119p)

2. 저항 밴드를 사용한 익스터널 숄더 로테이션: 20–50회(120p)

3. 스탠딩 카프 레이즈: 30–50회(86p)

4. 로: 20–30회(113p)

5. 수건을 사용한 고관절 회전근 웜업: 50–100회(93p)

6. 브리지(힙 스러스트): 20–30회(144p)

7. 덤벨 2개를 사용한 스쿼트: 20–30회(149p)

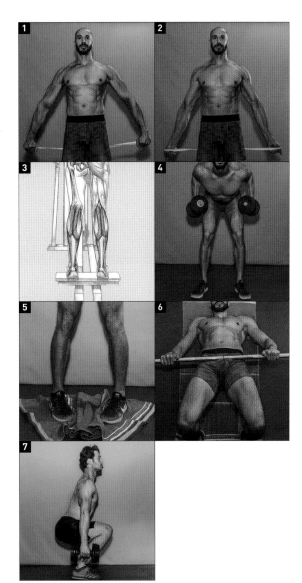

03

특정 부위에 좋은 운동 프로그램

근육 트레이닝 프로그램으로 전신을 모두 강화하는 것도 좋지만, 유독 힘이 부족하거나 통증이 자주 발생하는 특정 부위만 강화하고 싶다는 사람도 있다. 여기서 소개하는 세부적인 프로그램들은 이처럼 특정 부위를 강화할 수 있는 운동으로 구성되어 있다. 현재 하고 있는 트레이닝 프로그램과 다음에 나오는 프로그램을 병행하면 약점을 빠르게 개선할 수 있을 것이다.

운동이 빠른 속도로 진행되므로 모든 세트에 동일한 중량을 사용한다. 정해진 횟수보다 더 많이 반복할 수 있다면 중량을 늘리고, 정해진 횟수를 채우기 어렵다면 중량을 줄이자.

어깨를 강화하자

한 세트를 마칠 때마다 30초에서 1분 사이로 휴식하며 첫 번째 운동을 2-4세트 실시하자. 운동을 모두 마치면 다음 운동으로 넘어가자.

1 재머 프레스: 10-12회(150p)

2 벤트오버 레터럴 레이즈: 10-15회(116p)

3 레터럴 레이즈: 12-15회(118p)

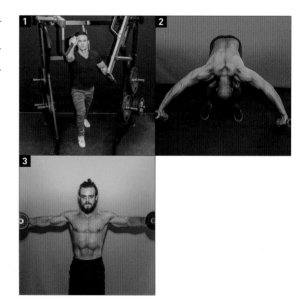

어깨 회전근과 안정근을 강화하자

아래 운동을 휴식 없이 이어서 2–5회 반복하자.

1. 저항 밴드를 사용한 익스터널 숄더 로테이션: 20–30회(120p)

2. 저항 밴드를 사용한 인터널 숄더 로테이션: 20–30회(119p)

3. 벤트오버 레터럴 레이즈: 10–15회(116p)

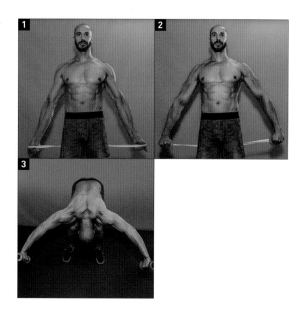

상체 회전력을 키우자

세트 사이에 몇 초씩 쉬어 가며 서킷 방식으로 총 2–5회 반복하자.

1. 사이드 플랭크: 양쪽으로 최소 30초씩 (107p)

2. 트위스팅 싯업: 양쪽으로 15–20회씩 (157p)

3. 저항 밴드를 사용한 스탠딩 앱 트위스트: 양쪽으로 20–30회씩(102p)

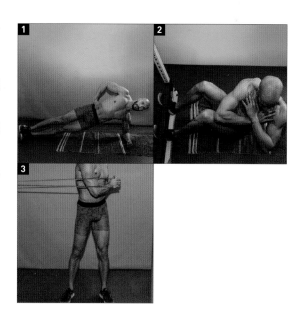

코어를 강화하자

휴식을 최소화하며 서킷 방식으로 총
3회 반복하자.

1 윗몸일으키기: 20–30회(156p)

2 사이드 플랭크: 양쪽으로 최소 30초씩
(107p)

3 트위스팅 싯업: 양쪽으로 20–30회씩
(157p)

4 플랭크: 최소 1분(106p)

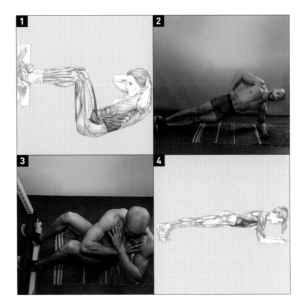

내전근을 강화하자

세트 사이에 몇 초씩 쉬어 가며 서킷 방
식으로 총 2–5회 반복하자.

1 힙 어덕션: 20–30회(134p)

2 사이드 런지: 다리당 12–20회(68p)

3 봉공근에 초점을 맞춘 벤트–니 레그
리프트: 다리당 30–50회(85p)

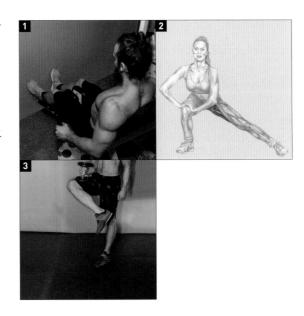

등 상부 근육을 강화하자

한 세트를 마칠 때마다 30초에서 1분 사이로 휴식하며 첫 번째 운동을 2-4세트 실시하자. 운동을 모두 마치면 다음 운동으로 넘어가자.

1 풀업: 8-12회(111p)

2 벤트오버 레터럴 레이즈: 10-15회(116p)

3 높이 조정이 가능한 도르래를 사용한 슈러그: 20-30회(154p)

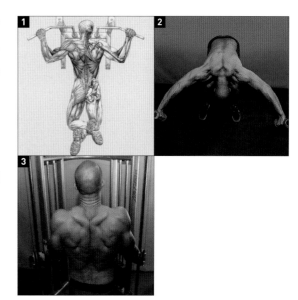

허리 근육을 강화하자

한 세트를 마칠 때마다 30초에서 1분 사이로 휴식하며 첫 번째 운동을 2-4세트 실시하자. 운동을 모두 마치면 다음 운동으로 넘어가자.

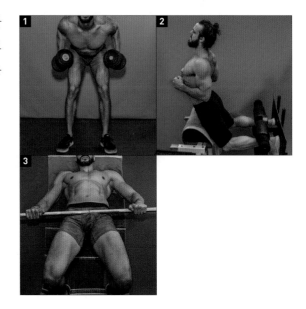

1 로: 12-20회(113p)

2 GHR: 10-15회(72p)

3 브리지(힙 스러스트): 20-30회(144p)

약한 허리 근육과 불어난 체중이 부상을 유발한다

허리 근육이 약한데 체중까지 불어나면 요통이 발생할 수밖에 없고, 다리 부상 위험도 증가하게 된다. 그래서 허리 근육 강화가 중요한 것이다. 럭비나 미식축구 선수처럼 체중이 무겁고, 상대에게 밀려 자주 넘어지는 종목의 선수라면 허리가 특히 더 중요하다.

팔로 당기는 힘을 키우자

한 세트를 마칠 때마다 30초에서 1분 사이로 휴식하며 첫 번째 운동을 2–4세트 실시하자. 첫 번째 운동을 모두 마치면 두 번째 운동으로 넘어가자. 나머지 두 운동은 휴식 없이 서킷 방식으로 3–4회 이어서 실시하자.

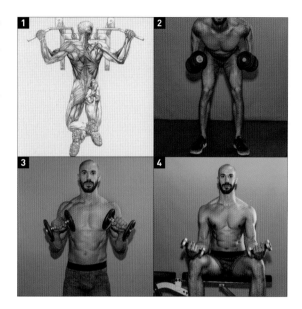

1 풀업: 6–12회(111p)

2 로: 10–15회(113p)

3 리버스 컬: 15–20회(133p)

4 리스트 컬: 20–30회(108p)

오른팔만 쓰는 사람도 왼팔을 트레이닝해야 할까?

당연하다. 육체적 자극에 신체 양쪽이 함께 반응한다는 연구 결과가 있다. 예를 들어 오른쪽 근육을 늘이면 왼쪽 근육도 같이 유연해지고, 오른쪽 근육을 트레이닝으로 강화하면 왼쪽 근육의 근력도 증가한다는 것이다(물론 정도의 차이는 있다). 이처럼 한쪽만 운동했는데 양쪽에 효과가 나타나는 현상은 중추신경계가 신체 좌우의 균형을 맞추려고 하기 때문이다. 따라서 신체 양쪽의 균형을 유지하고 싶다면 애초에 양쪽을 균일하게 트레이닝하는 것이 좋다.

이런 현상이 주는 혜택 중 하나는 신체 오른쪽에 심각한 부상을 당하거나 통증이 생겼을 때 신체 왼쪽만 트레이닝해도 오른쪽도 운동한 효과를 볼 수 있다는 것이다. 예를 들어 한쪽 팔만 3주간 근육 트레이닝을 하자 근력이 29% 증가했는데, 놀랍게도 아무것도 안 한 반대쪽 팔의 근력도 18% 증가했다. 이런 현상을 잘 활용하면 팔다리 한쪽을 움직이기 힘들어도 근력 손실을 막을 수 있다.

팔로 미는 힘을 키우자

한 세트를 마칠 때마다 30초에서 1분 사이로 휴식하며 첫 번째 운동을 2-4세트 실시하자. 운동을 모두 마치면 다음 운동으로 넘어가자.

1 재머 프레스: 10-12회(150p)

2 JM 프레스: 10-15회(141p)

3 리스트 익스텐션: 20-30회(131p)

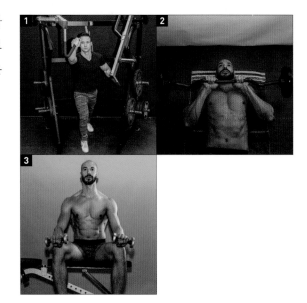

팔뚝 안쪽을 강화해서 골프엘보를 예방하자

휴식을 최소화하며 서킷 방식으로 4회 반복하자.

1 악력기를 사용한 손가락 굴곡 운동: 50-100회(48p)

2 리스트 컬: 20-30회(108p)

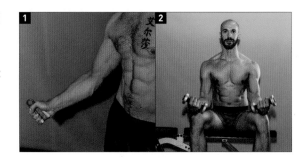

팔뚝 바깥쪽을 강화해서 테니스엘보를 예방하자

휴식을 최소화하며 서킷 방식으로 3회 반복하자.

1. 핑거 익스텐션: 50–100회(129p)
2. 리스트 익스텐션: 20–30회(131p)
3. 리버스 컬: 15–20회(133p)

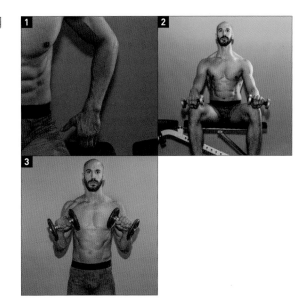

목을 보호하자

휴식을 최소화하며 서킷 방식으로 4회 반복하자.

1. 높이 조절이 가능한 도르래를 사용한 슈러그: 20–30회(154p)
2. 팔을 최대한 높이 들며 레터럴 레이즈: 15–20회(118p)

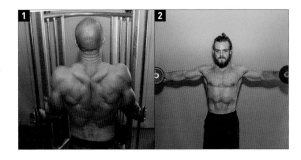

고관절 회전근을 강화하자

휴식을 최소화하며 서킷 방식으로
2-5회 반복하자.

1 수건을 사용한 고관절 회전근 웜업:
30-50회(93p)

2 인터널 힙 로테이션: 20-30회(97p)

3 익스터널 힙 로테이션: 20-30회(98p)

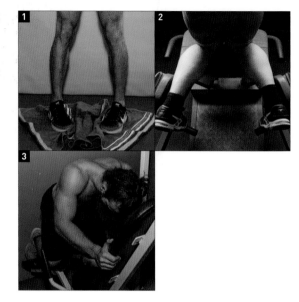

참고

이 프로그램은 남성 운동선수에게도 중요하지만, 여성 운동선수에게 특히 더 중요하다. 여성은 고관절 회전근이 튼튼해야 십자인대 부상을 방지할 수 있기 때문이다. 여자 농구 선수가 고관절 회전근을 규칙적으로 트레이닝하자 십자인대 부상 위험이 크게 감소했다는 연구 결과가 있다. 또한 고관절 회전근을 강화하면 발목의 안정감이 높아져 발목 부상도 방지된다.

무릎을 보호하자

휴식을 최소화하며 서킷 방식으로 3회 반복하자.

1 엎드리거나 앉아서 레그 컬: 10–15회 (81p)

2 수건을 사용한 고관절 회전근 웜업: 30–50회(93p)

3 스탠딩 카프 레이즈: 20–30회(86p)

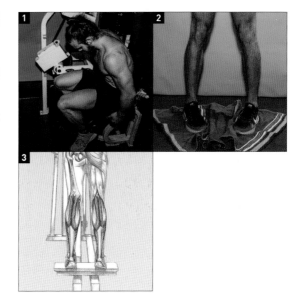

참고

이 프로그램은 부상 방지용 프로그램일 뿐이며, 무릎 십자인대가 파열된 후에 재활에 도움이 되는 프로그램은 아니다. 십자인대 파열은 수술로만 고칠 수 있다. 따라서 운동선수들이 자주 당하는 십자인대 부상은 예방만이 답이다.

슬굴곡근을 보호하자

휴식을 최소화하며 서킷 방식으로 3회 반복하자.

1 레이저 컬(하강 동작만): 15-20회 (74p)

2 풀 스루: 12-20회(77p)

3 발판 위쪽에 발을 올리고 레그 프레스: 8-12회(71p)

4 엎드리거나 앉아서 레그 컬: 10-15회 (81p)

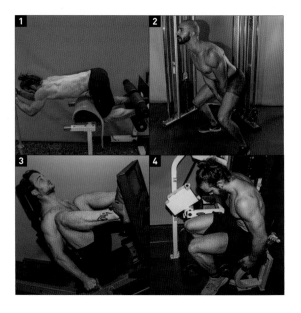

슬굴곡근 파열

달려야 하는 스포츠를 하다 보면 슬굴곡근이 자주 파열되곤 한다. 프로 축구 선수에게 슬굴곡근 부상이 자주 발생하는 이유는 2가지가 있는데, 첫 번째는 슬굴곡근의 편심성 근력 부족이고, 두 번째는 강한 대퇴사두근과 약한 슬굴곡근의 근력 불균형이다. 균형 잡힌 근육 트레이닝 프로그램을 실시하면 이런 불균형을 바로잡을 수 있다.

넓적다리를 더 강하게 만들자

한 세트를 마칠 때마다 30초에서 1분 사
이로 휴식하며 첫 번째 운동을 2-4세트
실시하자. 운동을 모두 마치면 다음 운
동으로 넘어가자.

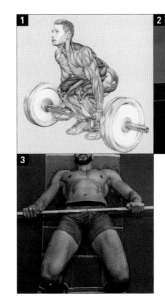

1 트랩바나 덤벨을 사용한 스쿼트: 6-8
회(148p)

2 엎드리거나 앉아서 레그 컬: 10-15회
(81p)

3 브리지(힙 스러스트): 20-30회(144p)

종아리를 튼튼하게 만들자

휴식을 최소화하며 서킷 방식으로 3회
반복하자.

1 스탠딩 카프 레이즈: 20-30회(86p)

2 토 레이즈: 네거티브 동작 20회(91p)

3 쭈그려 앉아서 카프 레이즈: 30-50회
(87p)

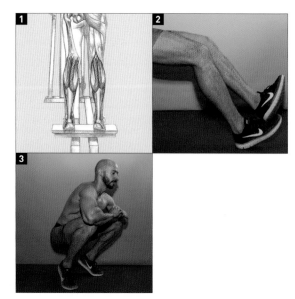

아킬레스건 파열

아킬레스건 파열은 노화로 인한 힘줄의 퇴화 때문에 발생하는 경우를 제외하면 대부분 스포츠, 특히 구기
종목을 하다가 발생한다. 갑자기 전력으로 질주하거나 점프하는 바람에 힘줄이 파열되는 것이다. 따라서
스트레칭할 때도 힘줄이 파열에 저항하는 힘을 키워야 하며, 단순한 유연성 향상보단 힘줄의 편심성 근력
향상에 초점을 맞춰야 한다.

한 세트를 마칠 때마다 30초에서 1분 사
이로 휴식하며 첫 번째 운동을 2−3세트
실시하자. 운동을 모두 마치면 다음 운
동으로 넘어가자.

1 레터럴 레이즈: 15−20회(118p)

2 덤벨 2개를 사용한 스쿼트: 10−15회
(149p)

3 벤치 프레스: 10−15회(142p)

4 리버스 컬: 15−20회(133p)

5 스탠딩 카프 레이즈: 15−20회(86p)

6 GHR: 15−20회(72p)

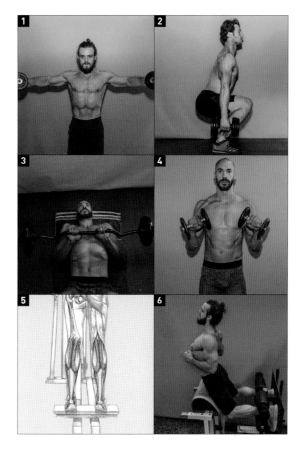

04

육상 종목에 좋은 트레이닝 프로그램

힘줄이 많은 단거리 주자를 위한 트레이닝

■ 주로 사용하는 근육

단거리달리기를 할 땐 주로 하체, 코어, 상체 회전근을 사용한다. 힘줄이 발달한 선수일수록 둔근과 슬굴곡근을 많이 사용하는데, 이런 선수는 종아리 운동을 지나칠 정도로 해도 괜찮다.

■ 부상 예방을 위해 강화해야 하는 부위

부상이 주로 발생하는 부위는 등과 고관절 회전근, 무릎, 슬굴곡근, 발목이다.

■ 필요한 근육 운동

단거리 주자에겐 폭발력이 필요하다. 자신이 달리는 거리에 맞는 세트당 반복 횟수를 아래에서 골라 세트를 실시하면 된다:

▶ 60미터 주자는 4-6회

▶ 100미터 주자는 6-10회

▶ 400미터 주자는 20-30회

운동 사이엔 몇 분씩 휴식하자. 단 400미터 주자라면 100미터 주자보다 지구력이 필요하기 때문에 휴식 시간을 몇 초라도 줄이자.

초급자용 프로그램

주당 1-2회 트레이닝하자.

1 런지: 다리당 4세트(67p)

2 트위스팅 싯업: 양쪽으로 각 4세트(157p)

3 GHR: 3세트(72p)

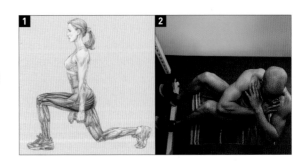

4 엎드려서 레그 컬: 3세트(81p)

5 스탠딩 카프 레이즈: 4세트(86p)

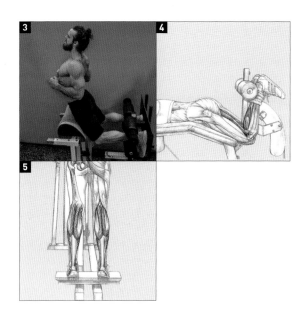

상급자용 프로그램

주당 최소 2회씩 트레이닝하자.

1 런지: 다리당 5세트(67p)

2 선 자세로 다리를 최대한 높이 들며 벤트-니 레그 리프트: 다리당 4세트 (84p)

3 브리지(힙 스러스트): 4세트(144p)

4 트위스팅 싯업: 양쪽으로 각 4세트(157p)

5 GHR: 3세트(72p)

6 스탠딩 카프 레이즈: 5세트(86p)

7 엎드려서 레그 컬: 3세트(81p)

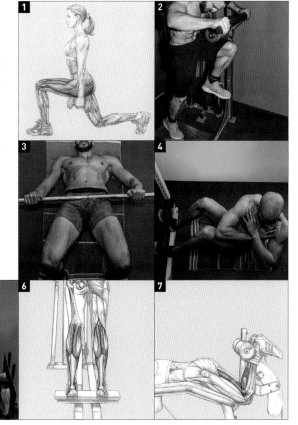

근육이 발달한 단거리 주자를 위한 트레이닝

■ 주로 사용하는 근육

단거리달리기를 할 땐 주로 하체, 코어, 상체 회전근을 사용한다. 근육이 발달한 선수일수록 대퇴사두근을 쓰는 경향이 있으며, 종아리도 많이 사용한다. 따라서 이런 선수는 고관절 굴곡근 운동에 초점을 맞추는 것이 좋다.

■ 부상 예방을 위해 강화해야 하는 부위

부상이 주로 발생하는 부위는 등과 고관절 회전근, 무릎, 슬굴곡근, 발목이다.

■ 필요한 근육 운동

단거리 주자에겐 폭발력이 필요하다. 자신이 달리는 거리에 맞는 세트당 반복 횟수를 아래에서 골라 세트를 실시하면 된다:

▶ 60미터 주자는 6-8회

▶ 100미터 주자는 8-12회

▶ 400미터 주자는 20-30회

운동 사이엔 몇 분씩 휴식하자. 단 400미터 주자라면 100미터 주자보다 지구력이 필요하기 때문에 휴식 시간을 몇 초라도 줄이자.

초급자용 프로그램

주당 1-2회 트레이닝하자.

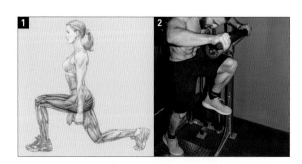

1 런지: 다리당 4세트(67p)

2 선 자세로 다리를 최대한 높이 들며 벤트-니 레그 리프트: 다리당 4세트 (84p)

3 GHR: 3세트(72p)

4 트위스팅 싯업: 양쪽으로 각 4세트(157p)

3 엎드려서 레그 컬: 3세트(81p)

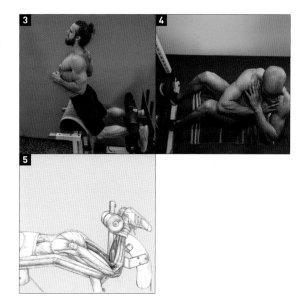

상급자용 프로그램

주당 최소 2회씩 트레이닝하자.

1 런지: 다리당 5세트(67p)

2 선 자세로 다리를 최대한 높이 들며
벤트-니 레그 리프트: 다리당 5세트
(84p)

3 GHR: 3세트(72p)

4 트위스팅 싯업: 양쪽으로 각 4세트(157p)

5 레그 프레스: 3세트(71p)

6 엎드려서 레그 컬: 3세트(81p)

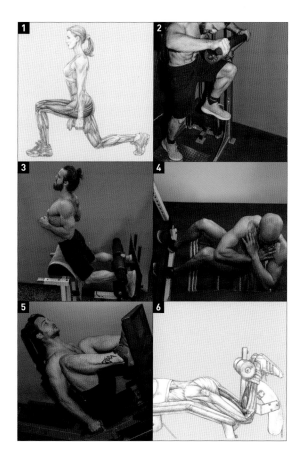

■ 주로 사용하는 근육

허들을 할 땐 주로 하체, 코어, 고관절 회전근을 사용한다. 고관절이 유연할수록 좋고, 허들이 높을수록 고관절 굴곡근과 외전근이 중요하다.

■ 부상 예방을 위해 강화해야 하는 부위

부상이 주로 발생하는 부위는 등, 어깨, 고관절 회전근, 무릎, 슬굴곡근, 발목이다.

■ 필요한 근육 운동

허들 선수에겐 유연성과 폭발력이 필요하다. 자신이 달리는 거리에 맞는 세트당 반복 횟수를 아래에서 골라 세트를 실시하면 된다:

▶ 60미터 주자는 6-8회

▶ 110미터 주자는 10-15회

▶ 400미터 주자는 20-30회

운동 사이엔 몇 분씩 휴식하자. 단 400미터 주자라면 110미터 주자보다 지구력이 필요하기 때문에 휴식 시간을 몇 초라도 줄이자.

초급자용 프로그램

주당 1-2회씩 트레이닝하자.

1 사이드 런지: 다리당 4세트(68p)

2 선 자세로 다리를 최대한 높이 들며 벤트-니 레그 리프트: 다리당 4세트 (84p)

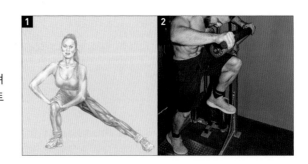

3 GHR: 3세트(72p)

4 트위스팅 싯업: 양쪽으로 각 4세트(157p)

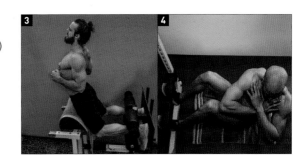

상급자용 프로그램

주당 최소 2회씩 트레이닝하자.

1 사이드 런지: 다리당 5세트(68p)

2 선 자세로 다리를 최대한 높이 들며 벤트–니 레그 리프트: 다리당 5세트 (84p)

3 GHR: 4세트(72p)

4 힙 업덕션: 5세트(95p)

5 트위스팅 싯업: 양쪽으로 각 5세트(157p)

6 스탠딩 카프 레이즈: 5세트(86p)

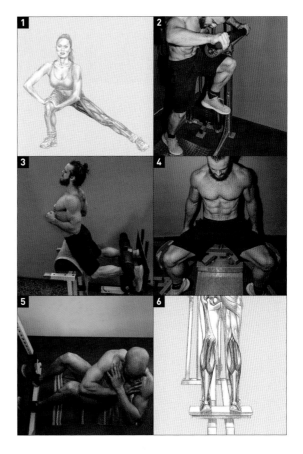

높이뛰기

- **주로 사용하는 근육**

높이뛰기를 할 땐 주로 하체, 코어, 고관절, 상체 회전근을 사용한다.

- **부상 예방을 위해 강화해야 하는 부위**

부상이 주로 발생하는 부위는 등, 복근, 고관절 회전근, 무릎, 발목이다.

- **필요한 근육 운동**

높이뛰기 선수에겐 유연성과 폭발력이 필요하다. 따라서 세트당 4–12회를 반복하는 짧은 세트를 실시하는 것이 좋다. 세트나 운동 하나를 마칠 때마다 몇 분씩 휴식하자.

초급자용 프로그램

주당 1–2회씩 트레이닝하자.

1. 런지: 다리당 6–10회씩 4세트(67p)
2. 선 자세로 다리를 최대한 높이 들며 벤트–니 레그 리프트: 다리당 4–8회씩 3세트(84p)
3. GHR: 10–12회씩 4세트(72p)
4. 트위스팅 싯업: 양쪽으로 각 10–12회씩 3세트(157p)

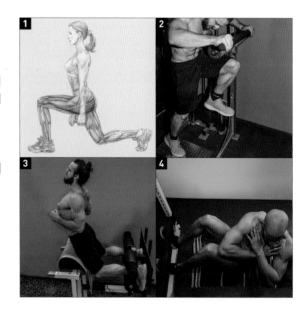

주당 최소 2회씩 트레이닝하자.

1 런지: 다리당 6–10회씩 4세트(67p)

2 선 자세로 다리를 최대한 높이 들며 벤트–니 레그 리프트: 다리당 4–6회씩 3세트(84p)

3 GHR: 10–12회씩 4세트(72p)

4 스탠딩 카프 레이즈: 8–12회씩 4세트 (86p)

5 트위스팅 싯업: 양쪽으로 각 10–12회씩 3세트(157p)

6 브리지(힙 스러스트): 6–10회씩 4세트 (144p)

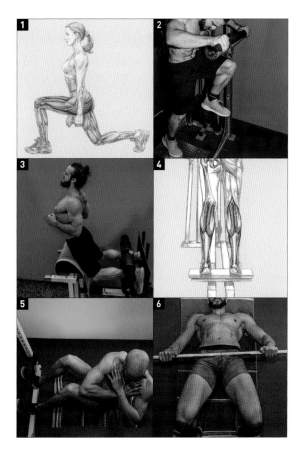

멀리뛰기와 삼단뛰기

■ 주로 사용하는 근육

멀리뛰기와 삼단뛰기를 할 땐 주로 하체, 코어, 어깨, 고관절 및 상체 회전근을 사용한다.

■ 부상 예방을 위해 강화해야 하는 부위

부상이 주로 발생하는 부위는 허리, 복근, 고관절 회전근, 슬굴곡근, 무릎, 발목이나.

■ 필요한 근육 운동

멀리뛰기 선수에겐 유연성과 폭발력이 필요하다. 따라서 세트당 4-12회를 반복하는 짧은 세트를 실시하는 것이 좋다. 세트나 운동 하나를 마칠 때마다 몇 분씩 휴식하자.

초급자용 프로그램

주당 1-2회씩 트레이닝하자.

1 런지: 다리당 8-12회씩 4세트(67p)

2 선 자세로 다리를 최대한 높이 들며 벤트-니 레그 리프트: 다리당 4-8회씩 3세트(84p)

3 GHR: 10-12회씩 4세트(72p)

4 윗몸일으키기: 10-12회씩 4세트 (156p)

5 스탠딩 카프 레이즈: 8-12회씩 4세트 (86p)

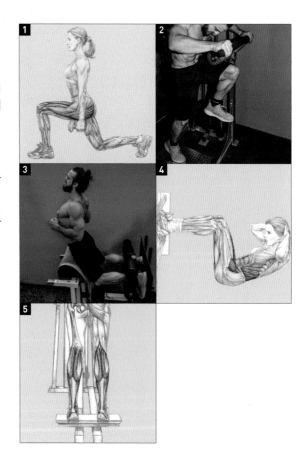

상급자용 프로그램

주당 최소 2회씩 트레이닝하자.

1. 런지: 다리당 8–12회씩 4세트(67p)

2. 선 자세로 다리를 최대한 높이 들며 벤트–니 레그 리프트: 다리당 4–8회씩 3세트(84p)

3. GHR: 10–12회씩 4세트(72p)

4. 벤치 프레스: 8–12회씩 4세트(142p)

5. 브리지(힙 스러스트): 8–12회씩 4세트(144p)

6. 윗몸일으키기: 10–12회씩 4세트(156p)

7. 스탠딩 카프 레이즈: 8–12회씩 4세트(86p)

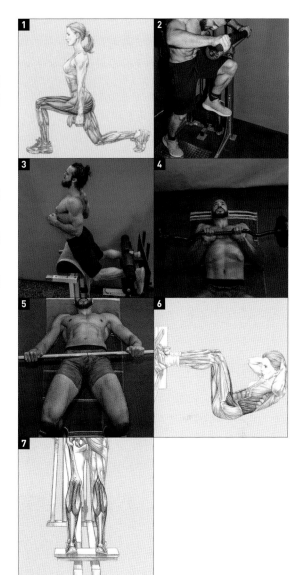

장대높이뛰기

- ■ **주로 사용하는 근육**

장대높이뛰기를 할 땐 주로 하체, 코어, 고관절 및 상체 회전근, 등, 어깨와 함께 팔을 사용한다.

- ■ **부상 예방을 위해 강화해야 하는 부위**

부상이 주로 발생하는 부위는 등, 팔꿈치, 손목, 어깨, 복근, 고관절 회전근, 무릎, 발목이다.

- ■ **필요한 근육 운동**

장대높이뛰기 선수에겐 유연성과 폭발력이 필요하다. 따라서 세트당 4-12회를 반복하는 짧은 세트를 실시하는 것이 좋다. 세트나 운동 하나를 마칠 때마다 몇 분씩 휴식하자.

초급자용 프로그램

주당 1-2회씩 트레이닝하자.

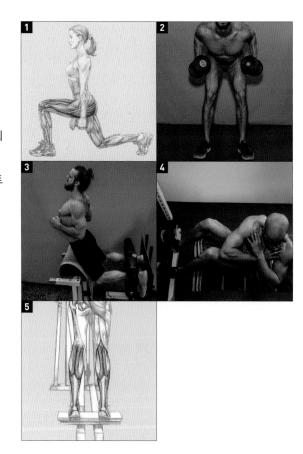

1. 런지: 다리당 8-12회씩 4세트(67p)
2. 로: 8-12회씩 4세트(113p)
3. GHR: 10-12회씩 4세트(72p)
4. 트위스팅 싯업: 양쪽으로 각 10-12회 씩 3세트(157p)
5. 스탠딩 카프 레이즈: 8-12회씩 4세트 (86p)

상급자용 프로그램

주당 최소 2회씩 트레이닝하자.

1 런지: 다리당 8–12회씩 4세트(67p)

2 로: 8–12회씩 4세트(113p)

3 선 자세로 다리를 최대한 높이 들며 벤트–니 레그 리프트: 다리당 10–12회씩 3세트(84p)

4 GHR: 10–12회씩 4세트(72p)

5 JM 프레스: 8–12회씩 4세트(141p)

6 트위스팅 싯업: 양쪽으로 각 10–12회씩 3세트(157p)

7 스탠딩 카프 레이즈: 8–12회씩 4세트(86p)

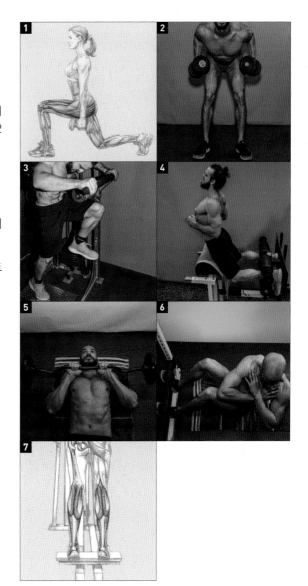

중거리 및 장거리 달리기

■ 주로 사용하는 근육

중장거리 달리기를 할 땐 주로 하체, 코어, 상체 회전근을 사용한다.

■ 부상 예방을 위해 강화해야 하는 부위

부상이 주로 발생하는 부위는 허리, 고관절 회전근, 무릎, 슬굴곡근, 발목이다.

■ 필요한 근육 운동

달리기 주자에겐 폭발력과 지구력이 필요하다. 따라서 자신이 달리는 거리에 맞는 운동당 반복 횟수를
아래에서 골라 서킷 방식으로 트레이닝하는 것이 좋다:

▶ 800미터 주자는 20–30회

▶ 1,500미터 주자는 30–40회

▶ 장거리 주자는 약 50회

운동이나 서킷 사이엔 오래 쉬지 말자(최대 몇 초).

초급자용 프로그램

주당 1–2회씩 트레이닝하자. 아래 운동
을 서킷으로 2–3회 반복하자.

1 런지(67p)

2 GHR(72p)

3 트위스팅 싯업(157p)

4 스탠딩 카프 레이즈(86p)

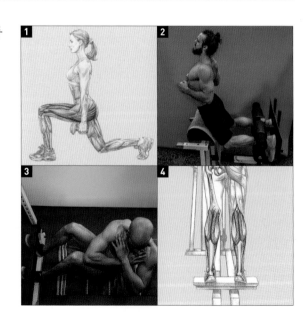

주당 최소 2회씩 트레이닝하자. 아래 운동을 서킷으로 3-4회 반복하자.

1 런지(67p)

2 선 자세로 벤트-니 레그 리프트(84p)

3 GHR(72p)

4 트위스팅 싯업(157p)

5 엎드려서 레그 컬(81p)

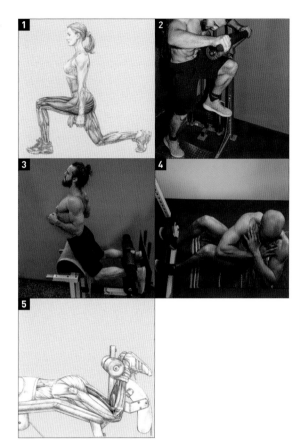

경보

■ **주로 사용하는 근육**

경보를 할 땐 주로 하체, 상체 회전근, 코어를 사용한다. 이때 코어는 단순히 등을 지탱하고 복부를 안으로 당기는 역할만 하는 것이 아니다. 지구력이 필요한 종목의 선수들을 조사해 보니 복부가 약한 사람일수록 운동 중에 옆구리 통증을 느낄 확률이 높았다. 반면 복횡근이 강할수록 통증 발생 빈도가 적었다. 이런 통증을 최소화하려면 코어 근육을 강화하는 것이 최선이다.

■ **부상 예방을 위해 강화해야 하는 부위**

부상이 주로 발생하는 부위는 허리, 고관절 회전근, 무릎, 발목이다.

■ **필요한 근육 운동**

경보 선수에겐 지구력이 필요하다. 따라서 휴식을 최소화하며 서킷 방식으로 트레이닝하는 것이 좋다.

초급자용 프로그램

주당 1–2회씩 트레이닝하자. 아래 운동을 서킷으로 2–3회 반복하자.

1. 런지: 다리당 30–50회(67p)
2. 트위스팅 싯업: 양쪽으로 각 25–30회 (157p)
3. 플랭크: 최소 1분(106p)
4. 스탠딩 카프 레이즈: 30–50회(86p)

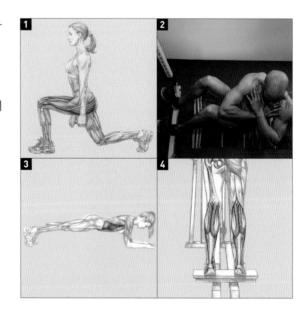

주당 최소 2회씩 트레이닝하자. 아래 운동을 서킷으로 3-4회 반복하자.

1 런지: 다리당 30-50회(67p)

2 GHR: 20-30회(72p)

3 트위스팅 싯업: 양쪽으로 각 25-30회 (157p)

4 브리지(힙 스러스트): 30-50회(144p)

5 플랭크: 최소 1분(106p)

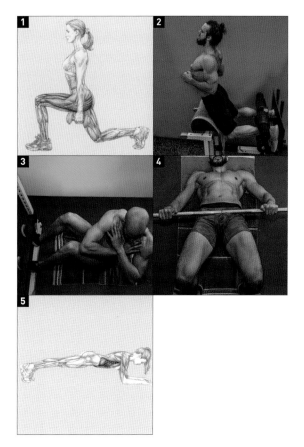

05

단체 구기 종목에 좋은 트레이닝 프로그램

축구

■ 주로 사용하는 근육

축구를 할 땐 주로 상체와 하체, 고관절 회전근을 사용한다.

■ 부상 예방을 위해 강화해야 하는 부위

부상이 주로 발생하는 부위는 허리, 고관절 회전근, 슬굴곡근, 무릎, 발목이다.

■ 필요한 근육 운동

지난 10년간 치러진 수준급 축구 경기를 분석해 보니 선수가 전력으로 질주하는 빈도가 30%에서 80%로 증가했다. 그만큼 축구 선수에게 속도와 폭발력이 중요해졌다는 것이며, 근육 트레이닝을 꼭 해야 한다는 뜻이다.

또한 축구 선수는 지구력도 필요하므로, 적당한 길이의 세트로 구성된 서킷 트레이닝을 하며 운동과 서킷 사이에 몇 초씩 휴식하는 것이 좋다.

초급자용 프로그램

주당 1–2회씩 트레이닝하자. 아래 운동을 서킷으로 3–6회 반복하자.

1 런지: 다리당 12–20회(67p)

2 트위스팅 싯업: 양쪽으로 각 12–20회 (157p)

3 스탠딩 카프 레이즈: 20–30회(86p)

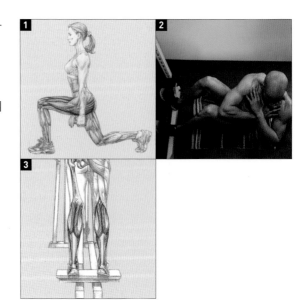

4 힙 어덕션: 20−30회(134p)

5 힙 업덕션: 20−30회(95p)

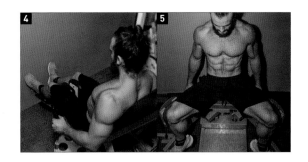

상급자용 프로그램

주당 최소 2회씩 트레이닝하자. 아래 운
동을 서킷으로 3−4회 반복하자.

1 런지: 다리당 12−20회(67p)

2 트위스팅 싯업: 양쪽으로 각 12−20회
(157p)

3 스탠딩 카프 레이즈: 20−30회(86p)

4 힙 어덕션: 20−30회(134p)

5 봉공근에 초점을 맞춘 벤트−니 레그
리프트: 다리당 20−30회(85p)

6 힙 업덕션: 20−30회(95p)

7 GHR: 20−30회(72p)

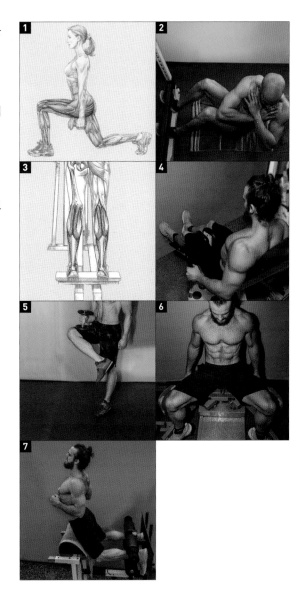

럭비

■ 주로 사용하는 근육

럭비를 할 땐 전신을 모두 사용하지만 특히 상체와 하체, 고관절 회전근을 많이 사용한다.

■ 부상 예방을 위해 강화해야 하는 부위

부상이 주로 발생하는 부위는 등, 어깨, 고관절 회전근, 슬굴곡근, 무릎, 발목이다.

■ 필요한 근육 운동

럭비 선수에겐 폭발력뿐만 아니라 근력과 지구력도 필요하다. 따라서 적당한 횟수를 반복하며 서킷 방식으로 운동하는 것이 좋고, 운동과 서킷 사이엔 몇 초씩 휴식하자.

초급자용 프로그램

주당 1–2회씩 트레이닝하자. 아래 운동을 서킷으로 3–6회 반복하자.

1 런지: 다리당 12–20회(67p)

2 트위스팅 싯업: 양쪽으로 각 12–20회 (157p)

3 스탠딩 카프 레이즈: 12–20회(86p)

4 로: 12–20회(113p)

5 GHR: 20–30회(72p)

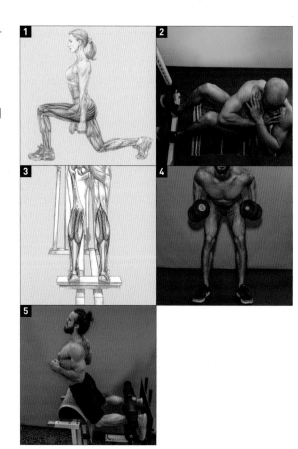

상급자용 프로그램

주당 최소 2회씩 트레이닝하자. 아래 운동을 서킷으로 3–4회 반복하자.

1 런지: 다리당 12–20회(67p)

2 트위스팅 싯업: 양쪽으로 각 12–20회 (157p)

3 엎드리거나 앉아서 레그 컬: 10–15회 (81p)

4 로: 12–20회(113p)

5 GHR: 20–30회(72p)

6 높이 조정이 가능한 도르래로 슈러그: 12–20회(154p)

7 스탠딩 카프 레이즈: 12–20회(86p)

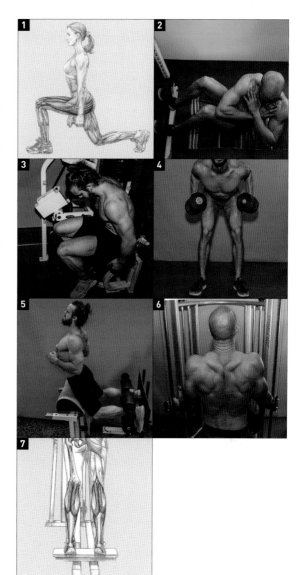

미식축구

■ 주로 사용하는 근육

미식축구를 할 땐 전신을 모두 사용하지만 특히 상체와 하체, 고관절 회전근을 많이 사용한다. 또한 팔 근육과 흉근, 삼두근, 어깨도 많이 사용한다.

■ 부상 예방을 위해 강화해야 하는 부위

부상이 주로 발생하는 부위는 등, 어깨, 고관절 회전근, 슬굴곡근, 무릎, 발목이다.

■ 필요한 근육 운동

미식축구 선수에겐 폭발력뿐만 아니라 근력과 지구력도 필요하다. 따라서 적당한 횟수를 반복하며 서 킷 방식으로 운동하는 것이 좋고, 운동 사이엔 몇 초씩 휴식하자. 서킷을 1회 마치고 난 다음에는 몇 분 휴식한 뒤 다음 서킷을 실시하자.

초급자용 프로그램

주당 1-2회씩 트레이닝하자. 아래 운동을 서킷으로 3-6회 반복하자.

1 런지: 다리당 12-20회(67p)

2 트위스팅 싯업: 양쪽으로 각 12-20회 (157p)

3 트랩바나 덤벨을 사용한 스쿼트: 8-12회(148p)

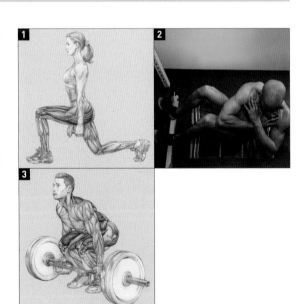

4 재머 프레스: 10–12회(150p)

5 GHR: 20–30회(72p)

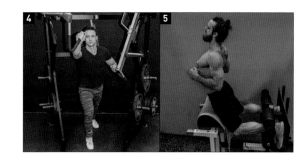

상급자용 프로그램

주당 최소 2회씩 트레이닝하자. 아래 운동을 서킷으로 3–4회 반복하자.

1 런지: 다리당 12–20회(67p)

2 트위스팅 싯업: 양쪽으로 각 12–20회 (157p)

3 트랩바나 덤벨을 사용한 스쿼트: 8–12회(148p)

4 재머 프레스: 6–10회(150p)

5 GHR: 20–30회(72p)

6 높이 조정이 가능한 도르래로 슈러그: 12–20회(154p)

7 JM 프레스: 6–10회(141p)

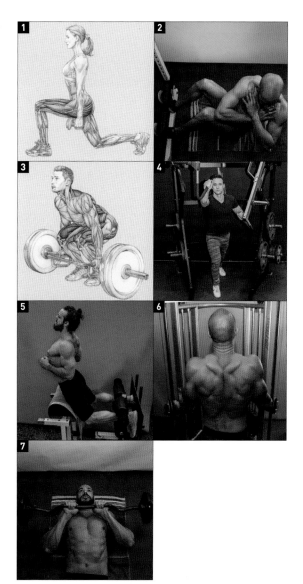

농구

■ 주로 사용하는 근육

농구를 할 땐 주로 하체를 사용한다. 또한 팔과 어깨, 가슴, 등을 비롯한 상체 근육과 고관절 회전근도 많이 사용한다.

■ 부상 예방을 위해 강화해야 하는 부위

부상이 주로 발생하는 부위는 어깨, 등, 고관절 회전근, 슬굴곡근, 무릎, 발목이다.

■ 필요한 근육 운동

농구 선수에겐 폭발력뿐만 아니라 지구력도 필요하다. 따라서 적당한 횟수를 반복하며 서킷 방식으로 운동하는 것이 좋고, 운동과 서킷 사이엔 몇 초씩 휴식하자.

초급자용 프로그램

주당 1–2회씩 트레이닝하자. 아래 운동을 서킷으로 3–6회 반복하자.

1. 트랩바나 덤벨을 사용한 스쿼트: 8–12회(148p)

2. 재머 프레스: 10–12회(150p)

3. 트위스팅 싯업: 양쪽으로 각 12–20회 (157p)

4. 스탠딩 카프 레이즈: 20–30회(86p)

5. GHR: 20–30회(72p)

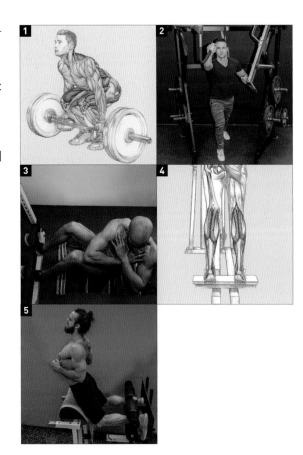

상급자용 프로그램

주당 최소 2회씩 트레이닝하자. 아래 운동을 서킷으로 3–4회 반복하자.

1 트랩바나 덤벨을 사용한 스쿼트: 8–12회(148p)

2 재머 프레스: 10–12회(150p)

3 벤트오버 레터럴 레이즈: 10–15회 (116p)

4 트위스팅 싯업: 양쪽으로 각 12–20회 (157p)

5 풀 스루: 12–20회(77p)

6 스탠딩 카프 레이즈: 20–30회(86p)

7 GHR: 20–30회(72p)

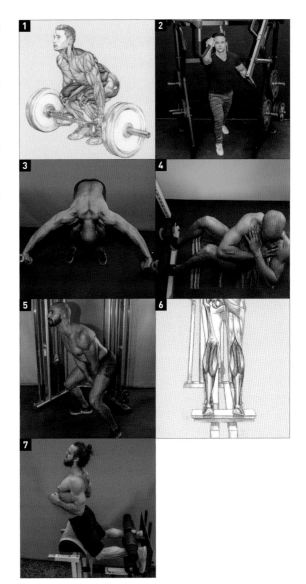

▪ 주로 사용하는 근육

핸드볼을 할 땐 주로 하체를 사용한다. 또한 팔과 어깨, 가슴, 등을 비롯한 상체 근육과 고관절 회전근도 많이 사용한다.

▪ 부상 예방을 위해 강화해야 하는 부위

부상이 주로 발생하는 부위는 어깨, 등, 고관절 회전근, 슬굴곡근, 무릎, 발목이다.

▪ 필요한 근육 운동

핸드볼 선수에겐 폭발력뿐만 아니라 지구력도 필요하다. 따라서 적당한 횟수를 반복하며 서킷 방식으로 운동하는 것이 좋고, 운동과 서킷 사이엔 몇 초씩 휴식하자.

초급자용 프로그램

주당 1–2회씩 트레이닝하자. 아래 운동을 서킷으로 3–6회 반복하자.

1 런지: 다리당 12–20회(67p)

2 링 플라이: 6–10회(125p)

3 트위스팅 싯업: 양쪽으로 각 12–20회
   (157p)

4 스탠딩 카프 레이즈: 20–30회(86p)

5 저항 밴드를 사용한 스탠딩 앱 트위스트: 양쪽으로 각 20–30회(102p)

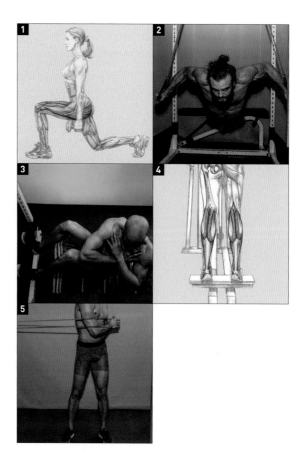

상급자용 프로그램

주당 최소 2회씩 트레이닝하자. 아래 운동을 서킷으로 3-4회 반복하자.

1 런지: 다리당 12-20회(67p)

2 링 플라이: 6-10회(125p)

3 벤트오버 레터럴 레이즈: 10-15회 (116p)

4 트위스팅 싯업: 양쪽으로 각 12-20회 (157p)

5 저항 밴드를 사용한 스탠딩 앱 트위스트: 양쪽으로 각 20-30회(102p)

6 스탠딩 카프 레이즈: 20-30회(86p)

7 GHR: 20-30회(72p)

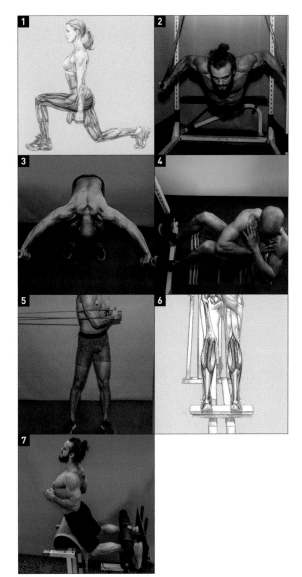

배구

■ 주로 사용하는 근육

배구를 할 땐 주로 하체를 사용한다. 또한 팔과 어깨, 가슴, 등을 비롯한 상체 근육과 고관절 회전근도 많이 사용한다.

■ 부상 예방을 위해 강화해야 하는 부위

부상이 주로 발생하는 부위는 어깨, 등, 고관절 회전근, 슬굴곡근, 무릎, 발목이다. 수준 높은 배구 선수에게는 극하근 위축이 종종 발견되는데, 이 때문에 어깨 부상이 발생하기도 한다. 이 부상을 막아 선수 생명을 늘리려면 근육 트레이닝을 하는 수밖엔 없다.

■ 필요한 근육 운동

배구 선수에겐 폭발력뿐만 아니라 지구력도 필요하다. 따라서 적당한 횟수를 반복하며 서킷 방식으로 운동하는 것이 좋고, 운동과 서킷 사이엔 몇 초씩 휴식하자.

초급자용 프로그램

주당 1-2회씩 트레이닝하자. 아래 운동을 서킷으로 3-6회 반복하자.

1 트랩바나 덤벨을 사용한 스쿼트: 8-12회(148p)

2 링 플라이: 6-10회(125p)

3 트위스팅 싯업: 양쪽으로 각 12-20회 (157p)

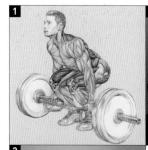
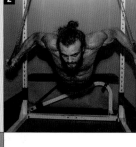
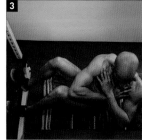

4 스탠딩 카프 레이즈: 20-30회(86p)

5 저항 밴드를 사용한 스탠딩 앱 트위스트: 양쪽으로 각 20-30회(102p)

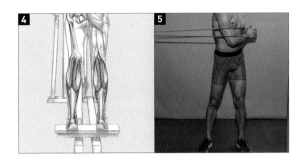

상급자용 프로그램

주당 최소 2회씩 트레이닝하자. 아래 운동을 서킷으로 3-4회 반복하자.

1 트랩바나 덤벨을 사용한 스쿼트: 8-12회(148p)

2 링 플라이: 6-10회(125p)

3 벤트오버 레터럴 레이즈: 10-15회(116p)

4 트위스팅 싯업: 양쪽으로 각 12-20회(157p)

5 재머 프레스: 10-12회(150p)

6 스탠딩 카프 레이즈: 20-30회(86p)

7 GHR: 20-30회(72p)

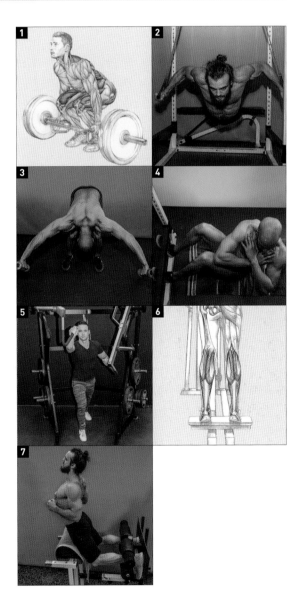

06

골프처럼 몸을 회전하는 스포츠에 좋은 트레이닝 프로그램

골프

▪ 주로 사용하는 근육

골프를 할 땐 상체 회전근과 팔. 어깨, 등 근육, 신체 안정감을 좌우하는 코어와 하체 근육을 주로 사용한다. 특히 넓적다리 근육이 튼튼할수록 스윙의 파워가 증가한다.

▪ 부상 예방을 위해 강화해야 하는 부위

부상이 주로 발생하는 부위는 어깨, 등, 고관절 회전근, 팔뚝이다.

▪ 필요한 근육 운동

골프 선수에겐 폭발력뿐만 아니라 지구력도 필요하다. 따라서 적당한 횟수를 반복하며 서킷 방식으로 운동하는 것이 좋고, 운동과 서킷 사이엔 몇 초씩 휴식하자.

초급자용 프로그램

주당 1–2회씩 트레이닝하자. 아래 운동을 서킷으로 3–6회 반복하자.

1 트랩바나 덤벨을 사용한 스쿼트: 8–12회(148p)

2 벤트오버 레터럴 레이즈: 10–15회 (116p)

3 트위스팅 싯업: 양쪽으로 각 12–20회 (157p)

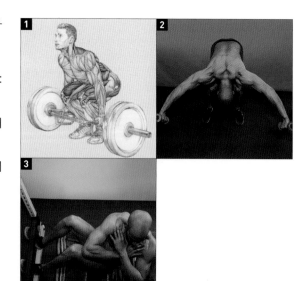

4 익스터널 숄더 로테이션: 20-30회
(120p)

5 플랭크: 최소 1분(106p)

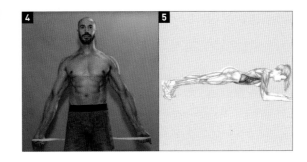

상급자용 프로그램

주당 최소 2회씩 트레이닝하자. 아래 운
동을 서킷으로 3-4회 반복하자.

1 트랩바나 덤벨을 사용한 스쿼트:
8-12회(148p)

2 저항 밴드를 사용한 스탠딩 앱 트위스
트: 양쪽으로 각 20-30회(102p)

3 벤트오버 레터럴 레이즈: 10-15회
(116p)

4 트위스팅 싯업: 양쪽으로 각 12-20회
(157p)

5 익스터널 숄더 로테이션: 20-30회
(120p)

6 플랭크: 최소 1분(106p)

7 GHR: 20-30회(72p)

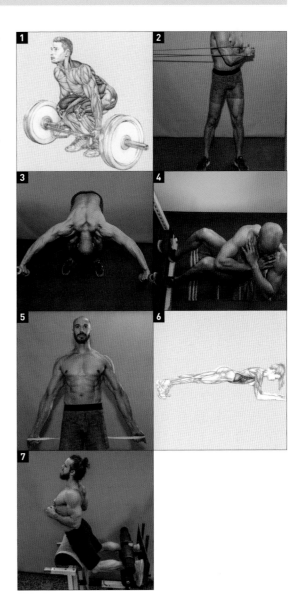

양궁

■ 주로 사용하는 근육

양궁을 할 땐 상체, 그중에서도 어깨와 팔, 팔뚝 근육을 주로 사용한다. 물론 상체의 지탱하는 힘과 회전력도 좋아야 하고, 하체의 안정감도 필요하다. 활을 쏠 땐 척추가 팔과 다리를 잇는 연결 고리 역할을 하며, 코어를 지탱하고 회전에 저항하기 위해 복근이 많이 동원된다.

■ 부상 예방을 위해 강화해야 하는 부위

부상이 주로 발생하는 부위는 어깨와 팔뚝이다. 따라서 트레이닝이나 훈련을 하기 전에 회전근개를 반드시 풀어줘야 한다.

■ 필요한 근육 운동

양궁 선수에겐 폭발적인 힘이 필요하지만, 그 힘을 일정 시간 지속해야 하므로 지구력도 필요하다. 따라서 자신의 양궁 훈련 빈도에 맞게 휴식해 가며, 짧은 세트로 나눠서 운동하는 것이 좋다.

초급자용 프로그램

주당 1–2회씩 트레이닝하자. 아래 운동을 서킷으로 3–6회 반복하자.

1. 벤트오버 레터럴 레이즈: 10–15회 (116p)
2. 로: 15–20회(113p)
3. GHR: 20–30회(72p)

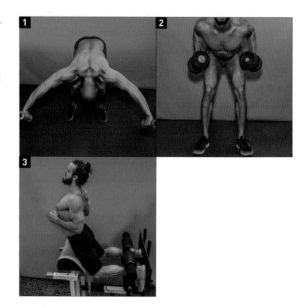

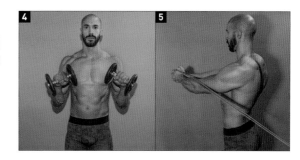

4 리버스 컬: 15–20회(133p)

5 저항 밴드를 사용해서 팔로 회전에 저항하며 실시하는 스탠딩 앱 트위스트: 양쪽으로 각 20–30회(104p)

상급자용 프로그램

주당 최소 2회씩 트레이닝하자. 아래 운동을 서킷으로 3–4회 반복하자.

1 프런트 레이즈: 6–12회(118p)

2 로: 15–20회(113p)

3 리스트 컬: 20–30회(108p)

4 트랩바나 덤벨을 사용한 스쿼트: 8–12회(148p)

5 GHR: 20–30회(72p)

6 핑거 익스텐션: 20–30회(129p)

7 악력기를 사용한 손가락 굴곡 운동: 20–30회(48p)

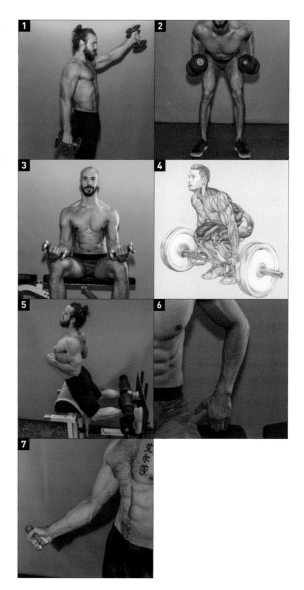

07

수영 및 수상 경기에 좋은 트레이닝 프로그램

자유형

■ 주로 사용하는 근육

자유형을 할 땐 상체를 주로 사용하며, 강한 상체 회전력이 필요하다. 또한 고관절 신근을 비롯한 하체 근육도 사용한다.

■ 부상 예방을 위해 강화해야 하는 부위

부상이 주로 발생하는 부위는 어깨다.

■ 필요한 근육 운동

자유형 선수에겐 근력과 지구력이 필요하다. 따라서 운동과 서킷 사이에 쉬지 않고, 많은 횟수를 서킷 방식으로 실시하는 것이 좋다.

초급자용 프로그램

주당 1-2회씩 트레이닝하자. 아래 운동을 서킷으로 3-6회 반복하자.

1 양팔로 번갈아 당기는 스트레이트 암 풀다운: 양팔로 각 20-25회(115p)

2 트위스팅 싯업: 양쪽으로 각 20-30회 (157p)

3 벤트오버 레터럴 레이즈: 20-25회 (116p)

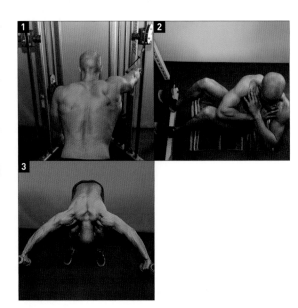

4 로: 20–25회(113p)

5 브리지(힙 스러스트): 20–30회(144p)

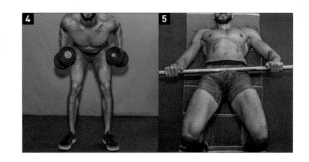

상급자용 프로그램

주당 최소 2회씩 트레이닝하자. 아래 운
동을 서킷으로 3–4회 반복하자.

1 양팔로 번갈아 당기는 스트레이트 암
풀다운: 양팔로 각 20–25회(115p)

2 트위스팅 싯업: 양쪽으로 각 20–30회
(157p)

3 벤트오버 레터럴 레이즈: 20–25회
(116p)

4 로: 20–25회(113p)

5 브리지(힙 스러스트): 20–30회(144p)

6 인터널 숄더 로테이션: 20–30회
(119p)

7 익스터널 숄더 로테이션: 20–30회
(120p)

8 GHR: 20–30회(72p)

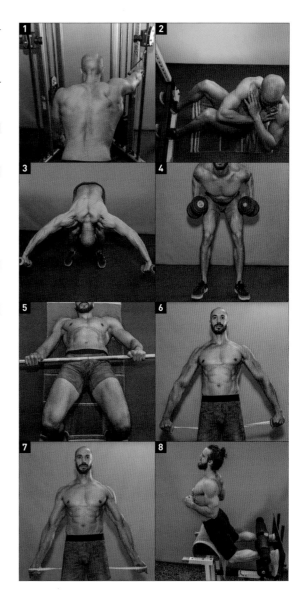

■ **주로 사용하는 근육**

배영을 할 땐 상체를 주로 사용하며, 강한 상체 회전력과 코어의 지탱력이 필요하다. 또한 고관절 신근을 비롯한 하체 근육도 사용한다.

■ **부상 예방을 위해 강화해야 하는 부위**

부상이 주로 발생하는 부위는 어깨다.

■ **필요한 근육 운동**

배영 선수에겐 근력과 지구력이 필요하다. 따라서 운동과 서킷 사이에 쉬지 않고, 많은 횟수를 서킷 방식으로 실시하는 것이 좋다.

초급자용 프로그램

주당 1-2회씩 트레이닝하자. 아래 운동을 서킷으로 3-6회 반복하자.

1 양팔로 번갈아 당기는 스트레이트 암 풀다운: 양팔로 각 20-25회(115p)

2 트위스팅 싯업: 양쪽으로 각 20-30회 (157p)

3 벤트오버 레터럴 레이즈: 20-25회 (116p)

4 플랭크: 최소 1분(106p)

5 로: 20-25회(113p)

6 선 자세로 벤트-니 레그 리프트: 다리 당 20-30회(84p)

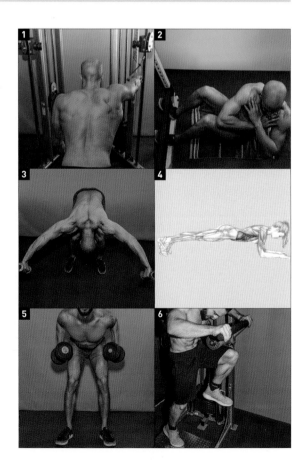

주당 최소 2회씩 트레이닝하자. 아래 운동을 서킷으로 3-4회 반복하자.

1 양팔로 번갈아 당기는 스트레이트 암 풀다운: 양팔로 각 20-25회(115p)

2 트위스팅 싯업: 양쪽으로 각 20-30회 (157p)

3 양팔을 번갈아 가며 최대한 높이 드는 레터럴 레이즈: 20-25회(118p)

4 플랭크: 최소 2분(106p)

5 로: 20-25회(113p)

6 선 자세로 벤트-니 레그 리프트: 다리 당 20-30회(84p)

7 인터널 숄더 로테이션: 20-30회 (119p)

8 익스터널 숄더 로테이션: 20-30회 (120p)

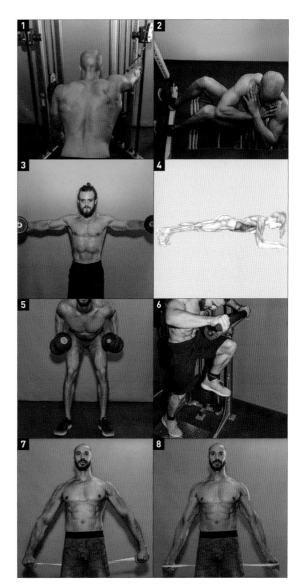

접영

■ 주로 사용하는 근육
접영을 할 땐 상체를 주로 사용하며, 고관절 신근을 비롯한 하체 근육도 사용한다.

■ 부상 예방을 위해 강화해야 하는 부위
부상이 주로 발생하는 부위는 어깨다.

■ 필요한 근육 운동
접영 선수에겐 근력과 지구력이 필요하다. 따라서 운동과 서킷 사이에 쉬지 않고, 많은 횟수를 서킷 방식으로 실시하는 것이 좋다.

초급자용 프로그램

주당 1-2회씩 트레이닝하자. 아래 운동을 서킷으로 3-6회 반복하자.

1 양팔로 동시에 당기는 스트레이트 암 풀다운: 40-50회(115p)

2 브리지(힙 스러스트): 20-40회(144p)

3 벤트오버 레터럴 레이즈: 20-25회 (116p)

4 윗몸일으키기: 20-30회(156p)

5 로: 20-25회(113p)

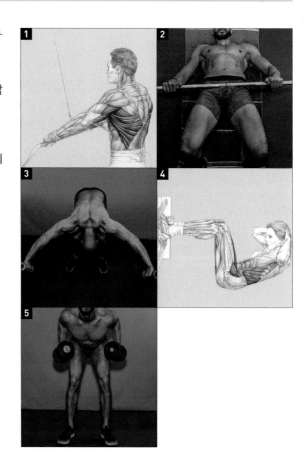

상급자용 프로그램

주당 최소 2회씩 트레이닝하자. 아래 운동을 서킷으로 3-6회 반복하자.

1 양팔로 동시에 당기는 스트레이트 암 풀다운: 40-50회(115p)

2 브리지(힙 스러스트): 20-40회(144p)

3 벤트오버 레터럴 레이즈: 20-25회 (116p)

4 윗몸일으키기: 20-30회(156p)

5 로: 20-25회(113p)

6 인터널 숄더 로테이션: 20-30회 (119p)

7 익스터널 숄더 로테이션: 20-30회 (120p)

8 GHR: 20-30회(72p)

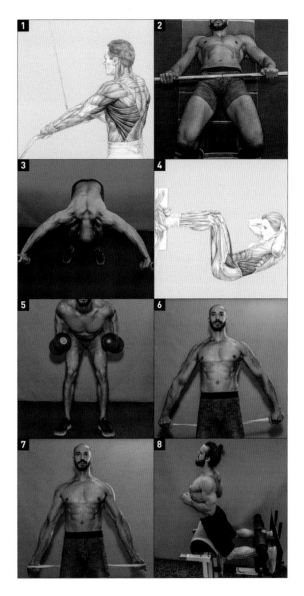

평영

■ **주로 사용하는 근육**

평영을 할 땐 상체를 주로 사용하며, 고관절 굴곡근과 고관절 신근, 외전근을 비롯한 하체 근육도 사용한다.

■ **부상 예방을 위해 강화해야 하는 부위**

부상이 주로 발생하는 부위는 어깨와 고관절 회전근이다.

■ **필요한 근육 운동**

평영 선수에겐 근력과 지구력이 필요하다. 따라서 운동과 서킷 사이에 쉬지 않고, 많은 횟수를 서킷 방식으로 실시하는 것이 좋다.

초급자용 프로그램

주당 1–2회씩 트레이닝하자. 아래 운동을 서킷으로 3–6회 반복하자.

1. 양팔로 동시에 당기는 스트레이트 암 풀다운: 40–50회(115p)
2. 브리지(힙 스러스트): 20–30회(144p)
3. 벤트오버 레터럴 레이즈: 20–25회 (116p)
4. 윗몸일으키기: 20–30회(156p)
5. 풀업: 20–25회(111p)
6. 힙 업덕션: 20–30회(95p)

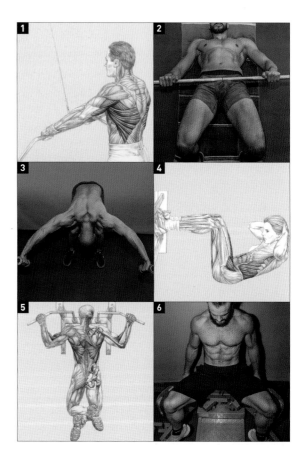

상급자용 프로그램

주당 최소 2회씩 트레이닝하자. 아래 운동을 서킷으로 3-4회 반복하자.

1 양팔로 동시에 당기는 스트레이트 암 풀다운: 40-50회(115p)

2 브리지(힙 스러스트): 20-30회(144p)

3 벤트오버 레터럴 레이즈: 20-25회 (116p)

4 윗몸일으키기: 20-30회(156p)

5 풀업: 20-25회(111p)

6 힙 업덕션: 20-30회(95p)

7 인터널 숄더 로테이션: 20-30회 (119p)

8 익스터널 숄더 로테이션: 20-30회 (120p)

9 GHR: 20-30회(72p)

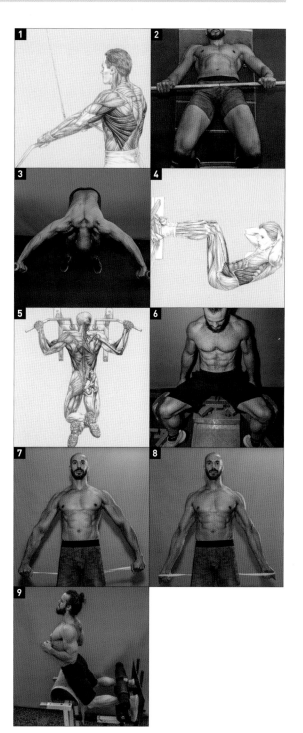

올림픽 다이빙

- ■ **주로 사용하는 근육**

다이빙을 할 땐 주로 하체를 사용하며, 어깨를 비롯한 팔 근육도 사용한다.

- ■ **부상 예방을 위해 강화해야 하는 부위**

부상이 주로 발생하는 부위는 어깨, 고관절, 무릎, 발목이다.

- ■ **필요한 근육 운동**

다이빙 선수에겐 폭발력이 필요하다. 따라서 짧은 세트를 실시하되 세트나 운동 사이엔 충분히 휴식해서(약 1분) 폭발적인 힘을 최대한 회복하자.

초급자용 프로그램

주당 1–2회씩 트레이닝하자.

- **1** 트랩바나 덤벨을 사용한 스쿼트: 8–12회씩 4세트(148p)
- **2** 윗몸일으키기: 10–20회씩 4세트 (156p)
- **3** 플랭크: 최소 1분씩 3세트(106p)
- **4** 스탠딩 카프 레이즈: 8–12회씩 3세트 (86p)

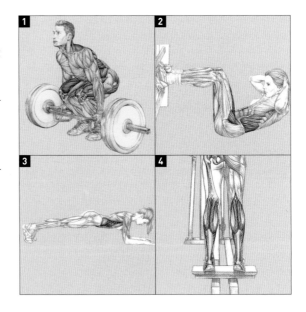

주당 최소 2회씩 트레이닝하자.

1️⃣ 트랩바나 덤벨을 사용한 스쿼트: 8–12회씩 4세트(148p)

2️⃣ 윗몸일으키기: 10–20회씩 4세트 (156p)

3️⃣ 플랭크: 최소 2분씩 2세트(106p)

4️⃣ 풀업: 8–12회씩 3세트(111p)

5️⃣ 스탠딩 카프 레이즈: 8–12회씩 4세트 (86p)

6️⃣ GHR: 20–30회씩 3세트(72p)

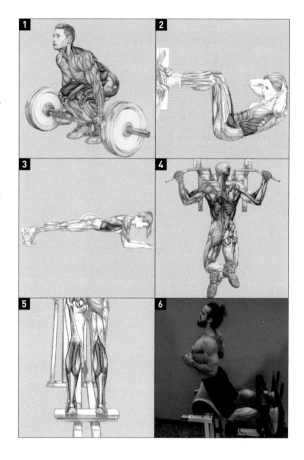

■ 주로 사용하는 근육

수구를 할 땐 주로 상체를 사용하며, 고관절 굴곡근과 신전근을 비롯한 하체 근육도 사용한다.

■ 부상 예방을 위해 강화해야 하는 부위

부상이 주로 발생하는 부위는 어깨, 상체 회전근, 등, 고관절 회진근이다.

■ 필요한 근육 운동

수구 선수에겐 폭발력과 지구력이 필요하다. 따라서 적당한 횟수를 반복하며 서킷 방식으로 운동하는 것이 좋고, 운동과 서킷 사이엔 몇 초씩 휴식하자.

초급자용 프로그램

주당 1-2회씩 트레이닝하자. 아래 운동을 서킷으로 3-6회 반복하자.

1 링 플라이: 6-10회(125p)

2 인터널 숄더 로테이션: 20-30회 (119p)

3 익스터널 숄더 로테이션: 20-30회 (120p)

4 브리지(힙 스러스트): 20-30회(144p)

5 윗몸일으키기: 20-30회(156p)

6 풀업: 20-25회(111p)

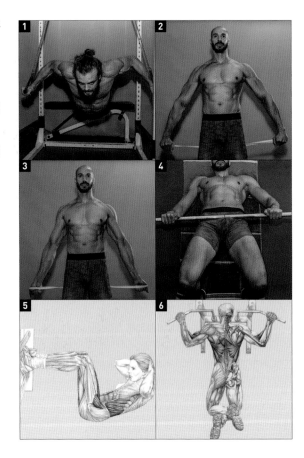

주당 최소 2회씩 트레이닝하자. 아래 운동을 서킷으로 3–4회 반복하자.

1 링 플라이: 6–10회(125p)

2 인터널 숄더 로테이션: 20–30회 (119p)

3 익스터널 숄더 로테이션: 20–30회 (120p)

4 브리지(힙 스러스트): 20–30회(144p)

5 벤트오버 레터럴 레이즈: 10–15회 (116p)

6 윗몸일으키기: 20–30회(156p)

7 풀업: 20–25회(111p)

8 GHR: 20–30회(72p)

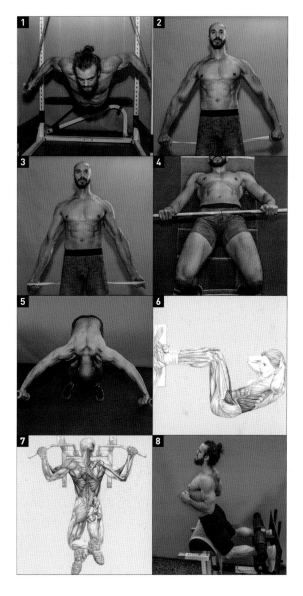

조정

■ 주로 사용하는 근육

조정을 할 땐 주로 등과 이두근을 비롯한 상체 근육을 사용하며, 하체 근육도 그에 못지않게 사용한다.

■ 부상 예방을 위해 강화해야 하는 부위

부상이 주로 발생하는 부위는 등, 어깨, 무릎이다. 팔뚝이 유독 아프거나 약하나면 팔뚝만 자극하는 강화 운동을 실시해도 좋다. 또한 부상 예방을 위해 등 근육을 강화하고, 압박을 해소해야 한다.

■ 필요한 근육 운동

조정 선수에겐 근력과 지구력이 필요하다. 따라서 많은 횟수를 서킷 방식으로 실시하며, 운동과 서킷 사이에 짧게 휴식(몇 초)하는 것이 좋다.

초급자용 프로그램

주당 1–2회씩 트레이닝하자. 아래 운동을 서킷으로 3–6회 반복하자.

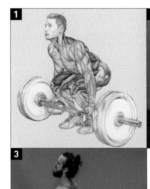
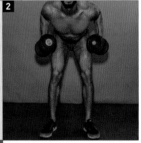
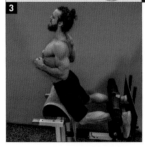

1 트랩바나 덤벨을 사용한 스쿼트: 20–30회(148p)

2 로: 15–30회(113p)

3 GHR: 20–30회(72p)

상급자용 프로그램

주당 최소 2회씩 트레이닝하자. 아래 운동을 서킷으로 3-4회 반복하자.

1 트랩바나 덤벨을 사용한 스쿼트: 20-30회(148p)

2 로: 15-30회(113p)

3 GHR: 20-30회(72p)

4 리버스 컬: 15-20회(133p)

5 플랭크: 최소 1분(106p)

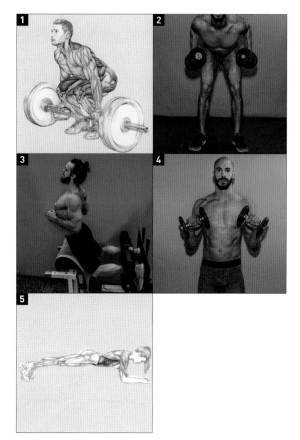

카약

■ **주로 사용하는 근육**

카약을 탈 땐 주로 등과 어깨, 이두근, 삼두근, 팔뚝을 비롯한 상체 근육을 사용한다. 또한 코어 근력과 상체 회전력도 필요하다.

■ **부상 예방을 위해 강화해야 하는 부위**

부상이 주로 발생하는 부위는 등, 어깨, 팔뚝이다. 부상 예방을 위해 허리를 강화하고 압박을 해소해야 한다.

■ **필요한 근육 운동**

카약 선수에겐 근력과 지구력이 필요하다. 따라서 많은 횟수를 서킷 방식으로 실시하며, 운동과 서킷 사이에 짧게 휴식(몇 초)하는 것이 좋다.

초급자용 프로그램

주당 1–2회씩 트레이닝하자. 아래 운동을 서킷으로 3–6회 반복하자.

1 로: 15–30회(113p)

2 GHR: 20–30회(72p)

3 플랭크: 최소 1분(106p)

4 트위스팅 싯업: 양쪽으로 각 12–20회 (157p)

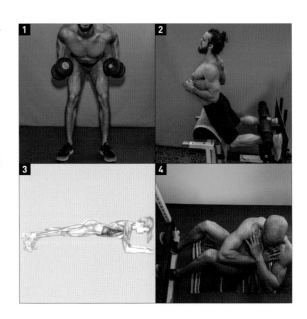

주당 최소 2회씩 트레이닝하자. 아래 운동을 서킷으로 3-4회 반복하자.

1. 로: 15-30회(113p)
2. 저항 밴드를 사용한 스탠딩 앱 트위스트: 양쪽으로 각 20-30회(102p)
3. GHR: 20-30회(72p)
4. 플랭크: 최소 1분(106p)
5. 리버스 컬: 15-20회(133p)
6. 트위스팅 싯업: 양쪽으로 각 12-20회 (157p)

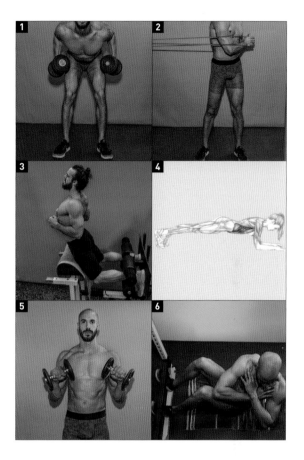

- **주로 사용하는 근육**

요트를 탈 땐 주로 등과 어깨, 이두근, 삼두근, 팔뚝을 비롯한 상체 근육을 사용한다. 또한 몸을 잘 고정하려면 대퇴근의 힘도 필요하다.

- **부상 예방을 위해 강화해야 하는 부위**

부상이 주로 발생하는 부위는 등, 어깨, 팔뚝이다.

- **필요한 근육 운동**

요트 선수에겐 근력과 지구력이 필요하다. 또한 폭발적인 힘이 필요할 때도 있다. 따라서 많은 횟수를 서킷 방식으로 실시하며, 운동과 서킷 사이에 짧게 휴식(몇 초)하는 것이 좋다.

초급자용 프로그램

주당 1-2회씩 트레이닝하자. 아래 운동을 서킷으로 3-6회 반복하자.

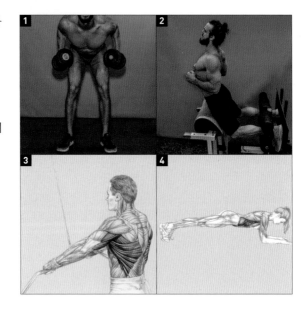

1 로: 20-30회(113p)
2 GHR: 20-30회(72p)
3 스트레이트 암 풀다운: 20-25회(115p)
4 플랭크: 최소 1분(106p)

주당 1-2회씩 트레이닝하자. 아래 운동을 서킷으로 3-4회 반복하자.

1 로: 20-30회(113p)

2 GHR: 20-30회(72p)

3 스트레이트 암 풀다운: 20-25회 (115p)

4 플랭크: 최소 1분(106p)

5 리버스 컬: 15-20회(133p)

6 트랩바나 덤벨을 사용한 스쿼트: 20-30회(148p)

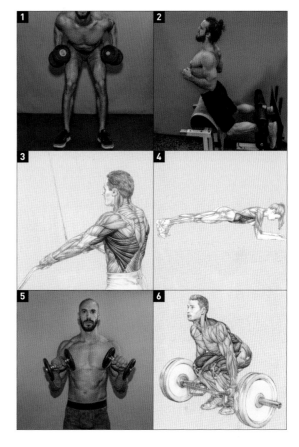

요트, 서핑, 윈드서핑 선수들은 실내에서 오랜 시간을 보내기 어려울 수 있기 때문에 핵심 운동에만 집중해서 시간을 효율적으로 사용하는 프로그램을 실시해야 한다. 중요한 건 융통성이다. 날씨가 안 좋아서 밖에 나가 스포츠 훈련을 하기 힘들 땐 고강도 근육 트레이닝으로 빈틈을 메꿔 보자. 반면에 스포츠 시합을 정기적으로 하고 있다면 근육 트레이닝의 양을 좀 줄이는 것이 좋다.

경기를 자주 하지 않더라도 근육 트레이닝을 꾸준히 해야 갑작스럽게 몸을 쓰다가 끔찍한 근육통에 시달릴 위험이 줄어든다. 근육을 미리 대비시키면 운동에 모든 걸 쏟아부을 수 있고, 다양한 스포츠 동작에 금방 다시 적응할 수 있다.

서핑

■ 주로 사용하는 근육

서핑을 할 땐 상체(등, 어깨, 팔)와 하체(넓적다리)의 힘이 모두 필요하다. 척추가 팔과 다리를 잇는 연결 고리 역할을 하기 때문에 허리와 코어 근육, 상체 회전근도 많이 사용된다.

■ 부상 예방을 위해 강화해야 하는 부위

부상이 주로 발생하는 부위는 어깨, 무릎, 등이다. 관련 의학 논문에 따르면 프로 서핑 선수의 약 50% 가 심각한 퇴행성 디스크를 앓는다고 한다. 또한 좌우 어깨 근력이 불균형하고, 팔을 드는 힘이 내리는 힘보다 약했다. 이런 근력 불균형은 어깨 부상을 유발하므로 근육 트레이닝을 실시해 바로잡아야 한다. 팔뚝이 유독 아프거나 약하다면 팔뚝에 초점을 맞춘 근육 트레이닝을 해도 좋다.

■ 필요한 근육 운동

서핑 선수는 지구력과 폭발적인 힘이 필요하다. 따라서 많은 횟수를 서킷 방식으로 실시하며, 운동과 서킷 사이에 짧게 휴식(몇 초)하는 것이 좋다.

초급자용 프로그램

주당 1–2회씩 트레이닝하자. 아래 운동을 서킷으로 3–6회 반복하자.

1. 트랩바나 덤벨을 사용한 스쿼트: 20–30회(148p)
2. GHR: 20–30회(72p)
3. 스트레이트 암 풀다운: 20–25회 (115p)
4. 플랭크: 최소 1분(106p)

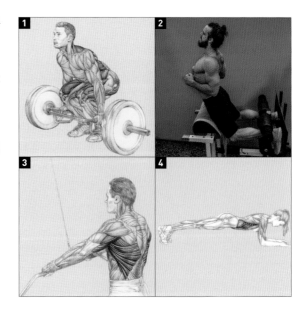

주당 최소 2회씩 트레이닝하자. 아래 운동을 서킷으로 3–4회 반복하자.

1 트랩바나 덤벨을 사용한 스쿼트: 20–30회(148p)

2 GHR: 20–30회(72p)

3 스트레이트 암 풀다운: 20–25회 (115p)

4 플랭크: 최소 1분(106p)

5 트랩바나 덤벨을 사용한 스쿼트: 20–30회(148p)

6 트위스팅 싯업: 양쪽으로 각 12–20회 (157p)

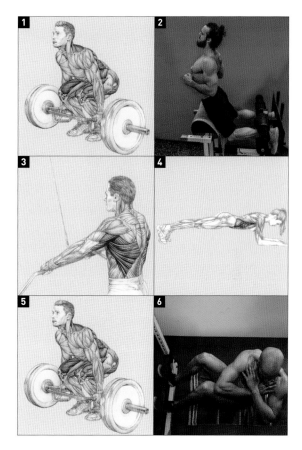

■ 주로 사용하는 근육

윈드서핑을 할 땐 신체 모든 근육을 동원해 균형을 잡아야 하며, 등과 팔, 팔뚝, 넓적다리의 힘으로 버틸 수 있어야 한다. 코어 근육도 많이 쓰인다.

■ 부상 예방을 위해 강화해야 하는 부위

부상이 주로 발생하는 부위는 등, 어깨, 팔뚝, 고관절, 무릎, 발목이다.

■ 필요한 근육 운동

윈드서핑 선수에겐 버티는 힘과 지구력이 필요하다. 따라서 많은 횟수를 서킷 방식으로 실시하며, 운동과 서킷 사이에 짧게 휴식(몇 초)하는 것이 좋다.

초급자용 프로그램

주당 1-2회씩 트레이닝하자. 아래 운동을 서킷으로 3-6회 반복하자.

1 트랩바나 덤벨을 사용한 스쿼트: 20-30회(148p)

2 플랭크: 최소 1분(106p)

3 로: 20-30회(113p)

4 GHR: 20-30회(72p)

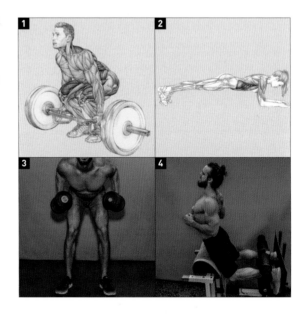

주당 최소 2회씩 트레이닝하자. 아래 운
동을 서킷으로 3-4회 반복하자.

1. 트랩바나 덤벨을 사용한 스쿼트:
   20-30회(148p)

2. 윗몸일으키기: 12-20회(156p)

3. 로: 20-30회(113p)

4. GHR: 20-30회(72p)

5. 플랭크: 최소 2분(106p)

6. 리버스 컬: 15-20회(133p)

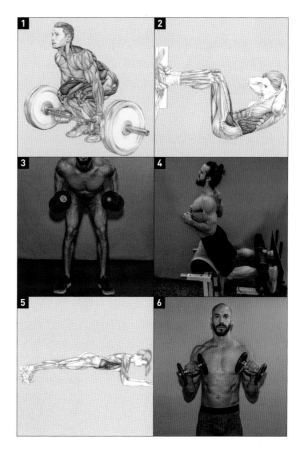

■ 주로 사용하는 근육

수상스키를 탈 땐 신체 모든 근육을 동원해 균형을 잡아야 하며, 등과 팔, 팔뚝, 넓적다리의 힘으로 버틸 수 있어야 한다.

■ 부상 예방을 위해 강화해야 하는 부위

부상이 주로 발생하는 부위는 등, 어깨, 팔뚝, 고관절, 무릎, 발목이다.

■ 필요한 근육 운동

수상스키 선수에겐 버티는 힘과 지구력이 필요하다. 따라서 많은 횟수를 서킷 방식으로 실시하며, 운동과 서킷 사이에 짧게 휴식(몇 초)하는 것이 좋다.

초급자용 프로그램

주당 1–2회씩 트레이닝하자. 아래 운동을 서킷으로 3–6회 반복하자.

1 로: 20–30회(113p)

2 GHR: 20–30회(72p)

3 트랩바나 덤벨을 사용한 스쿼트: 20–30회(148p)

4 플랭크: 최소 1분(106p)

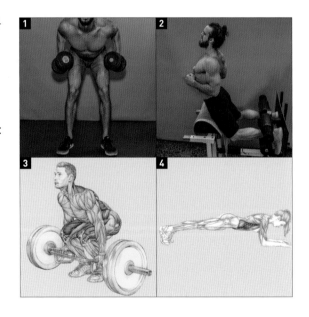

상급자용 프로그램

주당 최소 2회씩 트레이닝하자. 아래 운동을 서킷으로 3-4회 반복하자.

1 로: 20-30회(113p)

2 GHR: 20-30회(72p)

3 플랭크: 최소 1분(106p)

4 리버스 컬: 15-20회(133p)

5 트랩바나 덤벨을 사용한 스쿼트: 20-30회(148p)

6 트위스팅 싯업: 양쪽으로 각 12-20회 (157p)

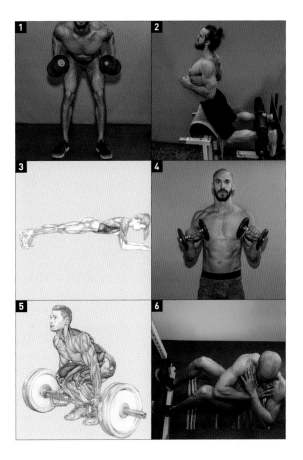

08 라켓 및 투척 경기에 좋은 트레이닝 프로그램

라켓 스포츠

■ 주로 사용하는 근육

라켓 스포츠(예: 테니스, 탁구, 배드민턴, 스쿼시)를 할 땐 상체와 하체를 모두 사용한다. 상체를 힘차게 회전해야 하고, 어깨와 등, 팔 근육도 튼튼해야 한다.

힘을 전달하는 것은 팔이지만, 그 힘은 몸에서 나온다. 즉 서브를 넣는 힘의 절반 이상이 넓적다리와 상체에서 나온다는 뜻이다. 서브가 강한 테니스 선수는 일반 선수보다 몸을 비트는 가동 범위가 넓어서 상체 근력을 잘 끌어낸다. 따라서 상체를 회전하는 근육을 강화하려고 노력해야 한다.

■ 부상 예방을 위해 강화해야 하는 부위

부상이 주로 발생하는 부위는 등과 허리인데, 이 중에서 장기적으로 봤을 때 라켓 스포츠 선수들의 가장 큰 문제는 허리다. 물론 이외에도 어깨, 무릎, 고관절, 팔뚝을 다치기도 하고, 복근이나 내전근, 아킬레스건이 파열되기도 한다.

■ 필요한 근육 운동

라켓 스포츠 선수에겐 폭발력과 지구력이 필요하다. 따라서 적당한 횟수를 반복하며 서킷 방식으로 운동하는 것이 좋고, 중간에 짧게 휴식도 취하자(운동 사이엔 몇 초, 서킷 사이엔 약 1분 휴식).

주당 1–2회씩 트레이닝하자. 아래 운동
을 서킷으로 3–6회 반복하자.

1 사이드 런지: 다리당 15–20회(68p)

2 동시에 밀고 당기는 콤보 트위스트:
양쪽으로 15–20회씩(152p)

3 스탠딩 카프 레이즈: 30–50회(86p)

4 핑거 익스텐션: 양손으로 각 20–30회
(129p)

5 트위스팅 싯업: 양쪽으로 각 12–20회
(157p)

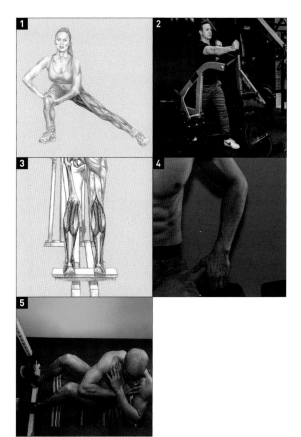

주당 최소 2회씩 트레이닝하자. 아래 운동을 서킷으로 3~4회 반복하자.

1 사이드 런지: 다리당 15~20회(68p)

2 동시에 밀고 당기는 콤보 트위스트: 양쪽으로 15~20회씩(152p)

3 스탠딩 카프 레이즈: 30~50회(86p)

4 핑거 익스텐션: 양손으로 각 20~30회 (129p)

5 트위스팅 싯업: 양쪽으로 각 12~20회 (157p)

6 익스터널 힙 로테이션: 20~30회(98p)

7 인터널 힙 로테이션: 20~30회(97p)

8 GHR: 20~30회(72p)

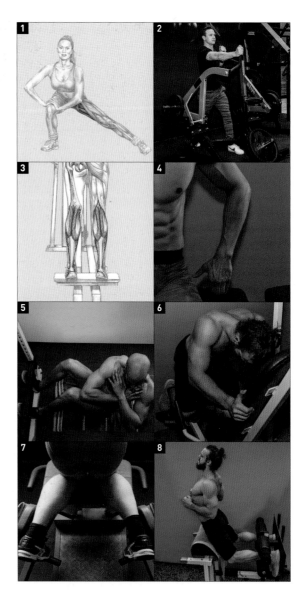

원반던지기

■ **주로 사용하는 근육**

원반던지기를 할 땐 하체와 상체 회전근을 주로 사용한다. 또한 코어 근육은 전신의 힘을 모아서 어깨와 흉근을 통해 팔로 전달하는 역할을 한다.

■ **부상 예방을 위해 강화해야 하는 부위**

부상이 주로 발생하는 부위는 어깨, 허리, 상체 회전근, 고관절, 무릎, 발목이다. 이두근 장두건이 과도하게 늘어나는 경우가 많아서 건염이나 파열도 자주 발생한다. 따라서 모든 운동을 하기 전에 프런트 레이즈를 20-30회씩 몇 세트 실시해서 힘줄부터 풀어주자.

■ **필요한 근육 운동**

원반던지기 선수에겐 폭발력이 필요하다. 따라서 세트당 4-12회를 반복하는 짧은 세트를 실시하는 것이 좋다. 세트나 운동 하나를 마칠 때마다 몇 분씩 휴식하자.

초급자용 프로그램

주당 1-2회씩 트레이닝하자.

1 바닥에 누워 다리를 굽히고 앱 트위스트: 양쪽으로 6-10회씩 4세트(103p)

2 트랩바나 덤벨을 사용한 스쿼트: 4-8회씩 4세트(148p)

3 앱 트위스트를 변형한 사이드 트위스트를 높은 지점에 고정된 저항 밴드로 실시: 양쪽으로 8-12회씩 3세트 (103p)

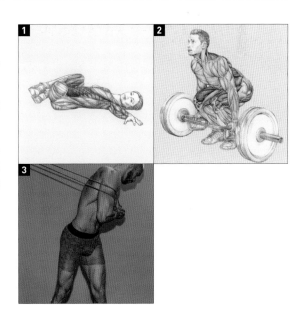

4 링 플라이: 10-12회씩 4세트(125p)

5 스탠딩 카프 레이즈: 10-12회씩 5세트(86p)

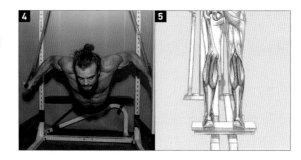

상급자용 프로그램

주당 최소 2회씩 트레이닝하자.

1 바닥에 누워 다리를 굽히고 앱 트위스트: 양쪽으로 6-10회씩 4세트(103p)

2 트랩바나 덤벨을 사용한 스쿼트: 4-8회씩 4세트(148p)

3 로: 10-12회씩 4세트(113p)

4 앱 트위스트를 변형한 사이드 트위스트를 높은 지점에 고정된 저항 밴드로 실시: 양쪽으로 8-12회씩 3세트(103p)

5 링 플라이: 10-12회씩 4세트(125p)

6 트위스팅 싯업: 양쪽으로 10-12회씩 4세트(157p)

7 GHR: 10-12회씩 4세트(72p)

8 스탠딩 카프 레이즈: 10-12회씩 5세트(86p)

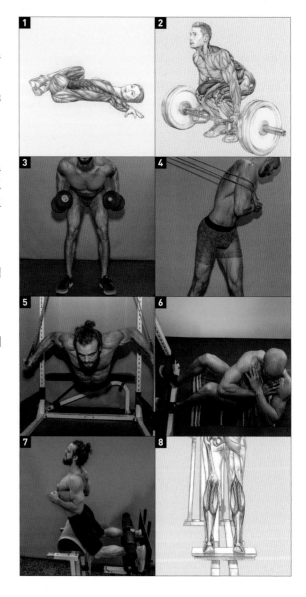

해머던지기

■ **주로 사용하는 근육**

해머던지기를 할 땐 하체와 상체 회전근, 고관절, 코어를 주로 사용한다. 이 근육의 힘을 모아서 팔로 전달해야 한다.

■ **부상 예방을 위해 강화해야 하는 부위**

부상이 주로 발생하는 부위는 등 상부, 허리, 어깨, 상체 및 고관절 회전근, 무릎, 발목이다.

■ **필요한 근육 운동**

해머던지기 선수에겐 폭발력이 필요하다. 따라서 세트당 4-12회를 반복하는 짧은 세트를 실시하는 것이 좋다. 세트나 운동 하나를 마칠 때마다 몇 분씩 휴식하자.

초급자용 프로그램

주당 1-2회씩 트레이닝하자.

1 바닥에 누워 다리를 굽히고 앱 트위스트: 양쪽으로 6-10회씩 4세트(103p)

2 트랩바나 덤벨을 사용한 스쿼트: 4-8회씩 4세트(148p)

3 앱 트위스트를 변형한 사이드 트위스트를 높은 지점에 고정된 저항 밴드로 실시: 양쪽으로 8-12회씩 3세트(103p)

4 로: 10-12회씩 4세트(113p)

5 트위스팅 싯업: 양쪽으로 10-12회씩 4세트(157p)

6 스탠딩 카프 레이즈: 10-12회씩 5세트(86p)

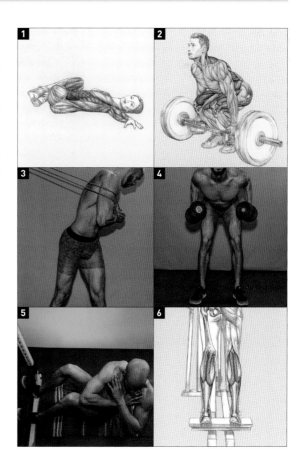

주당 최소 2회씩 트레이닝하자.

1 바닥에 누워 다리를 굽히고 앱 트위스트: 양쪽으로 6-10회씩 4세트(103p)

2 트랩바나 덤벨을 사용한 스쿼트: 4-8회씩 4세트(148p)

3 로: 10-12회씩 4세트(113p)

4 앱 트위스트를 변형한 사이드 트위스트를 높은 지점에 고정된 저항 밴드로 실시: 양쪽으로 8-12회씩 3세트(103p)

5 로: 10-12회씩 4세트(113p)

6 트위스팅 싯업: 양쪽으로 10-12회씩 4세트(157p)

7 GHR: 10-12회씩 4세트(72p)

8 스탠딩 카프 레이즈: 10-12회씩 5세트(86p)

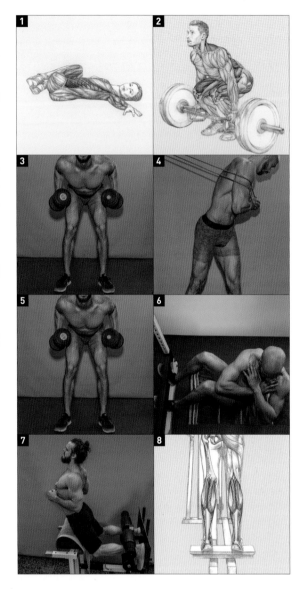

투창

■ 주로 사용하는 근육

투창을 할 땐 하체와 고관절 및 상체 회전근, 코어를 주로 사용한다. 이 근육의 힘을 모아서 어깨와 흉근을 통해 팔로 전달해야 한다.

■ 부상 예방을 위해 강화해야 하는 부위

부상이 주로 발생하는 부위는 등 상부, 허리, 어깨, 팔꿈치, 손목, 상체 회전근, 고관절, 무릎, 발목이다. 이두근 장두건이 과도하게 늘어나는 경우가 많아서 건염이나 파열도 자주 발생한다. 따라서 모든 운동을 하기 전에 프런트 레이즈(118p)를 20−30회씩 몇 세트 실시해서 힘줄부터 풀어주자.

■ 필요한 근육 운동

투창 선수에겐 폭발력이 필요하다. 따라서 세트당 4−12회를 반복하는 짧은 세트를 실시하는 것이 좋다. 세트나 운동 하나를 마칠 때마다 몇 분씩 휴식하자.

초급자용 프로그램

주당 1−2회씩 트레이닝하자.

1 런지: 다리당 4−8회씩 4세트(67p)

2 앱 트위스트를 변형한 사이드 트위스트를 높은 지점에 고정된 저항 밴드로 실시: 양쪽으로 8−12회씩 3세트(103p)

3 링 플라이: 4−8회씩 4세트(125p)

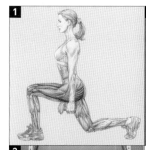
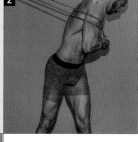
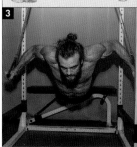

4 스탠딩 카프 레이즈: 10-12회씩 5세트(86p)

5 인터널 숄더 로테이션: 12회씩 4세트(119p)

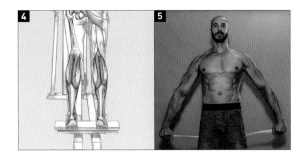

상급자용 프로그램

주당 최소 2회씩 트레이닝하자.

1 런지: 다리당 4-8회씩 4세트(67p)

2 앱 트위스트를 변형한 사이드 트위스트를 높은 지점에 고정된 저항 밴드로 실시: 양쪽으로 8-12회씩 3세트(103p)

3 링 플라이: 4-8회씩 4세트(125p)

4 트위스팅 싯업: 양쪽으로 10-12회씩 4세트(157p)

5 스탠딩 카프 레이즈: 10-12회씩 5세트(86p)

6 인터널 숄더 로테이션: 12회씩 4세트(119p)

7 GHR: 10-12회씩 4세트(72p)

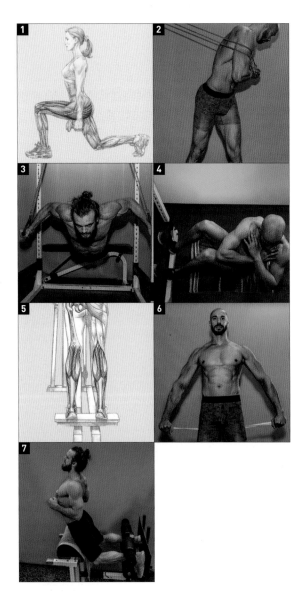

투포환

주로 사용하는 근육

투포환을 할 땐 상체와 하체 근육이 모두 쓰인다.

부상 예방을 위해 강화해야 하는 부위

부상이 주로 발생하는 부위는 등 상부, 허리, 어깨, 팔꿈치, 손목, 상체 회전근, 고관절, 무릎, 발목이다. 투포환 선수는 한쪽 팔은 앞으로 뻗으며, 반대쪽 팔은 뒤로 당겨야 하기 때문에 양쪽 어깨의 균형이 잘 안 맞는다. 특히 팔을 뒤로 당기는 근육을 잘 안 쓰기 때문에 힘이 약해서 이로 인해 부상이 발생하곤 한다.

필요한 근육 운동

투포환 선수에겐 폭발력이 필요하다. 따라서 세트당 4-12회를 반복하는 짧은 세트를 실시하는 것이 좋다. 세트나 운동 하나를 마칠 때마다 몇 분씩 휴식하자.

초급자용 프로그램

주당 1-2회씩 트레이닝하자.

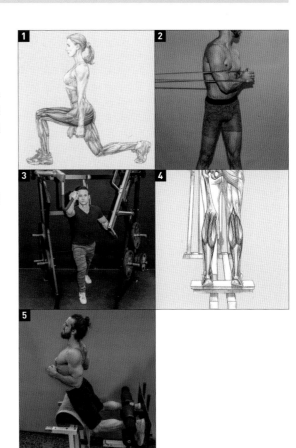

1 런지: 다리당 4-8회씩 4세트(67p)

2 앱 트위스트를 변형한 사이드 트위스트를 중간 높이에 고정된 저항 밴드로 실시: 양쪽으로 8-12회씩 3세트 (102p)

3 재머 프레스: 4-8회씩 4세트(150p)

4 스탠딩 카프 레이즈: 10-12회씩 5세트(86p)

5 GHR: 10-12회씩 4세트(72p)

주당 최소 2회씩 트레이닝하자.

1 런지: 다리당 4-8회씩 4세트(67p)

2 앱 트위스트를 변형한 사이드 트위스트를 중간 높이에 고정된 저항 밴드로 실시: 양쪽으로 8-12회씩 3세트(102p)

3 재머 프레스: 4-8회씩 4세트(150p)

4 스탠딩 카프 레이즈: 10-12회씩 5세트(86p)

5 JM 프레스: 4-8회씩 4세트(141p)

6 GHR: 10-12회씩 4세트(72p)

7 트위스팅 싯업: 양쪽으로 각 10-12회씩 4세트(157p)

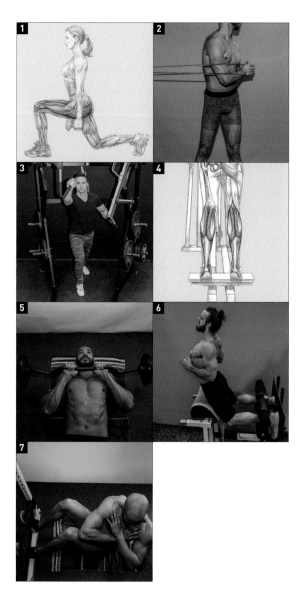

페탕크와 볼링

■ 주로 사용하는 근육

페탕크나 볼링처럼 팔을 아래로 뻗어 뭔가를 던져야 하는 스포츠를 할 땐 상체(어깨와 팔뚝)뿐만 아니라 코어와 하체도 많이 사용한다. 또한 상체를 앞으로 숙여야 하기 때문에 허리 근육도 많이 동원된다.

■ 부상 예방을 위해 강화해야 하는 부위

부상이 주로 발생하는 부위는 등과 어깨다. 팔뚝이 유독 아프거나 약하다면 팔뚝에 초점을 맞추고 근육 트레이닝을 해도 좋다. 또한 부상 예방을 위해 허리를 강화하고, 압박을 해소하자.

■ 필요한 근육 운동

페탕크나 볼링 선수에겐 폭발력이 필요하지만, 장시간 해야 하는 종목이므로 지구력도 없어선 안 된다. 따라서 적은 횟수를 반복하며 서킷 방식으로 운동하는 것이 좋고, 운동과 서킷 사이에 몇 초씩 짧게 휴식하자.

초급자용 프로그램

주당 1-2회씩 트레이닝하자. 아래 운동을 서킷으로 3-6회 반복하자.

1 프런트 레이즈: 6-12회(118p)

2 로: 15-20회(113p)

3 런지: 다리당 6-8회(67p)

4 GHR: 20-30회(72p)

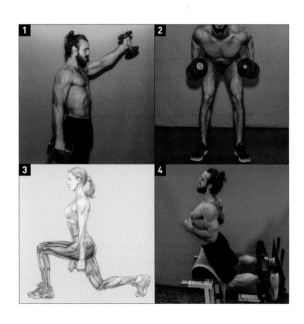

주당 최소 2회씩 트레이닝하자. 아래 운
동을 서킷으로 3~4회 반복하자.

1. 프런트 레이즈: 6~12회(118p)

2. 로: 15~20회(113p)

3. 리스트 컬: 20~30회(108p)

4. 런지: 다리당 6~8회(67p)

5. GHR: 20~30회(72p)

6. 핑거 익스텐션: 20~30회(129p)

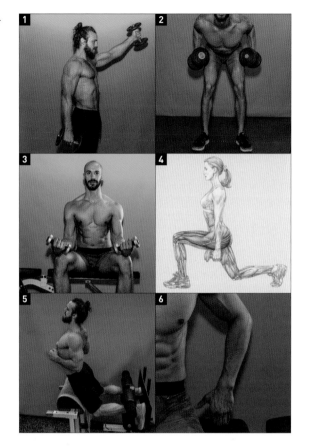

야구 및 소프트볼

■ 주로 사용하는 근육

야구나 소프트볼을 할 땐 상체와 하체를 모두 사용하지만, 둘 중 어디를 더 많이 쓰는지는 선수의 포지션에 따라 다르다.

■ 부상 예방을 위해 강화해야 하는 부위

부상이 주로 발생하는 부위는 등 상부, 허리, 어깨, 팔꿈치, 손목, 상체 및 고관절 회전근, 무릎, 발목이다.

■ 필요한 근육 운동

야구나 소프트볼 선수에겐 폭발력과 지구력이 필요하다. 따라서 짧은 세트로 나눠 운동하는 것이 좋다. 세트와 운동 사이엔 1분씩 휴식하자.

초급자용 프로그램

주당 1-2회씩 트레이닝하자.

1 런지: 다리당 4-8회씩 4세트(67p)

2 저항 밴드를 사용한 스탠딩 앱 트위스트: 양쪽으로 각 12-15회씩 3세트(102p)

3 로: 8-12회씩 4세트(113p)

4 GHR: 12-15회씩 4세트(72p)

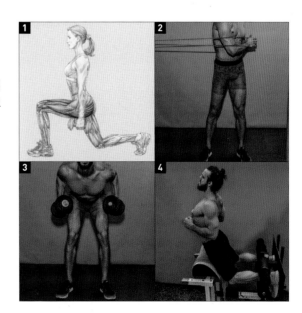

주당 최소 2회씩 트레이닝하자.

1 런지: 다리당 8–12회씩 4세트(67p)

2 저항 밴드를 사용한 스탠딩 앱 트위스트: 양쪽으로 각 12–15회씩 3세트(102p)

3 JM 프레스: 8–12회씩 4세트(141p)

4 로: 8–12회씩 4세트(113p)

5 GHR: 12–15회씩 4세트(72p)

6 트위스팅 싯업: 양쪽으로 각 12–15회씩 4세트(157p)

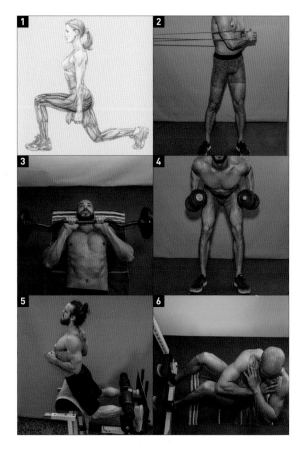

09

사이클 및 도로 경기에 좋은 트레이닝 프로그램

로드 사이클링

■ 주로 사용하는 근육

사이클을 탈 땐 둔근, 넓적다리, 종아리 같은 하체 근육을 주로 사용한다. 또한 균형을 잡기 위해 척추와 코어 근육, 팔 근육도 많이 동원된다.

■ 부상 예방을 위해 강화해야 하는 부위

부상이 주로 발생하는 부위는 등, 고관절, 무릎, 발목이다.

■ 필요한 근육 운동

로드 사이클 선수에겐 지구력이 필요하다. 따라서 많은 횟수를 서킷 방식으로 실시하며, 운동과 서킷 사이에 짧게 휴식(몇 초)하는 것이 좋다.

초급자용 프로그램

주당 1-2회씩 트레이닝하자. 아래 운동을 서킷으로 2-5회 반복하자.

1 트랩바나 덤벨을 사용한 스쿼트: 20-35회(148p)

2 GHR: 20-30회(72p)

3 앉아서 벤트-니 레그 리프트: 다리당 20-30회(85p)

4 쭈그려 앉아서 카프 레이즈: 30-50회 (87p)

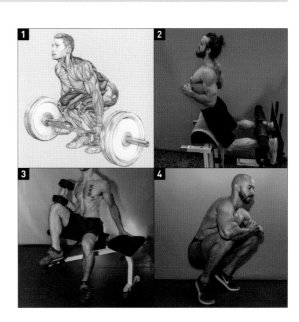

주당 최소 2회씩 트레이닝하자. 아래 운동을 서킷으로 2-4회 반복하자.

1 트랩바나 덤벨을 사용한 스쿼트: 20-35회(148p)

2 로: 20-30회(113p)

3 GHR: 20-30회(72p)

4 앉아서 벤트-니 레그 리프트: 다리당 20-30회(85p)

5 플랭크: 최소 1분(106p)

6 쭈그려 앉아서 카프 레이즈: 30-50회 (87p)

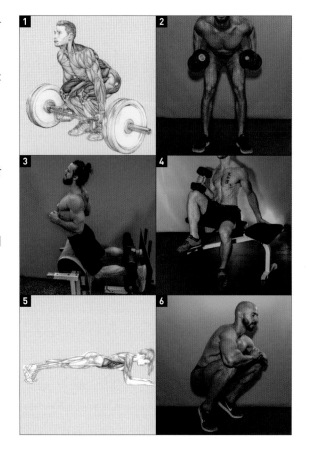

경륜

■ 주로 사용하는 근육

경륜을 할 땐 둔근, 넓적다리, 종아리 같은 하체 근육을 주로 사용한다. 또한 균형을 잡기 위해 척추와 코어 근육, 팔도 많이 동원된다.

■ 부상 예방을 위해 강화해야 하는 부위

부상이 주로 발생하는 부위는 등, 고관절, 무릎, 발목이다.

■ 필요한 근육 운동

경륜 선수에겐 폭발력이 필요하다. 따라서 적은 횟수를 서킷 방식으로 실시하며, 운동과 서킷 사이엔 짧게 휴식(몇 초)하는 것이 좋다.

초급자용 프로그램

주당 1–2회씩 트레이닝하자. 아래 운동을 서킷으로 2–5회 반복하자.

1. 트랩바나 덤벨을 사용한 스쿼트: 8–12회(148p)
2. GHR: 20–30회(72p)
3. 앉아서 벤트–니 레그 리프트: 다리당 12–20회(85p)
4. 쭈그려 앉아서 카프 레이즈: 20–30회 (87p)

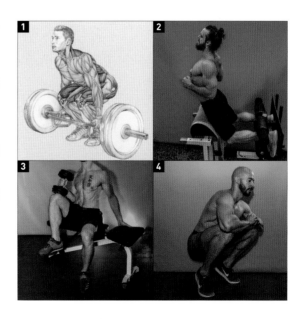

주당 최소 2회씩 트레이닝하자. 아래 운동을 서킷으로 2–4회 반복하자.

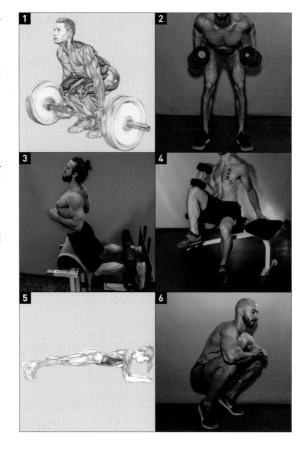

1 트랩바나 덤벨을 사용한 스쿼트: 8–12회(148p)

2 로: 12–20회(113p)

3 GHR: 20–30회(72p)

4 앉아서 벤트–니 레그 리프트: 다리당 12–20회(85p)

5 플랭크: 최소 1분(106p)

6 쭈그려 앉아서 카프 레이즈: 20–30회 (87p)

ATB와 BMX 사이클링

■ 주로 사용하는 근육

사이클을 탈 땐 둔근, 넓적다리, 종아리 같은 하체 근육을 주로 사용한다. 또한 균형을 잡기 위해 척추와 코어 근육, 팔 근육도 많이 동원된다.

■ 부상 예방을 위해 강화해야 하는 부위

부상이 주로 발생하는 부위는 등, 고관절, 무릎, 발목이다.

■ 필요한 근육 운동

ATB와 BMX를 타려면 지구력이 필요하다. 또한 넓적다리의 제동력을 키워주는 근육 트레이닝도 실시해야 한다. 따라서 많은 횟수를 서킷 방식으로 실시하며, 운동과 서킷 사이에 짧게 휴식(몇 초)하는 것이 좋다.

초급자용 프로그램

주당 1-2회씩 트레이닝하자. 아래 운동을 서킷으로 2-5회 반복하자.

1 트랩바나 덤벨을 사용한 스쿼트: 30-50회(148p)

2 JM 프레스: 12-25회(141p)

3 GHR: 20-30회(72p)

4 스탠딩 카프 레이즈: 30-50회(86p)

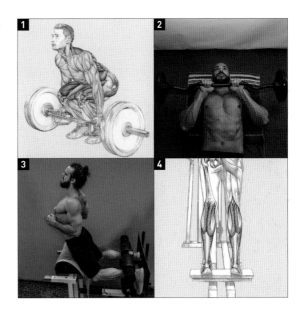

주당 최소 2회씩 트레이닝하자. 아래 운동을 서킷으로 2-4회 반복하자.

1 트랩바나 덤벨을 사용한 스쿼트: 30-50회(148p)

2 JM 프레스: 12-25회(141p)

3 로: 12-20회(113p)

4 GHR: 20-30회(72p)

5 플랭크: 최소 1분(106p)

6 스탠딩 카프 레이즈: 30-50회(86p)

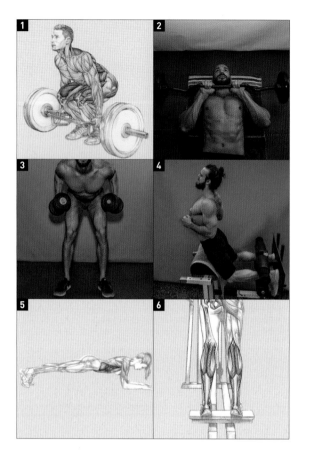

자동차 경주

■ 주로 사용하는 근육

자동차 경주를 할 땐 전신 근육으로 몸을 받쳐줘야 하므로 상체와 하체를 모두 사용한다.

■ 부상 예방을 위해 강화해야 하는 부위

부상이 주로 발생하는 부위(사고로 인한 부상은 제외)는 등, 팔뚝, 목이다.

■ 필요한 근육 운동

레이서가 근육 트레이닝을 하는 가장 큰 이유는 통증과 과사용 부상을 예방하기 위해서다. 따라서 세트와 운동 사이에 짧게 쉬어 가며(약 30초씩) 긴 세트를 실시하는 것이 좋다.

초급자용 프로그램

주당 1–2회씩 트레이닝하자.

1 JM 프레스: 10–15회씩 3세트(141p)

2 높이 조정이 가능한 도르래로 슈러그: 20–30회씩 3세트(154p)

3 GHR: 10–15회씩 4세트(72p)

4 악력기를 사용한 손가락 굴곡 운동: 50–100회씩 2세트(48p)

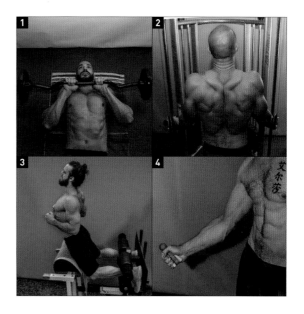

주당 최소 2회씩 트레이닝하자.

1 JM 프레스: 10–15회씩 3세트(141p)

2 높이 조정이 가능한 도르래로 슈러그: 20–30회씩 3세트(154p)

3 트랩바나 덤벨을 사용한 스쿼트: 6–8회씩 2세트(148p)

4 GHR: 10–15회씩 4세트(72p)

5 핑거 익스텐션: 50–100회씩 2세트(129p)

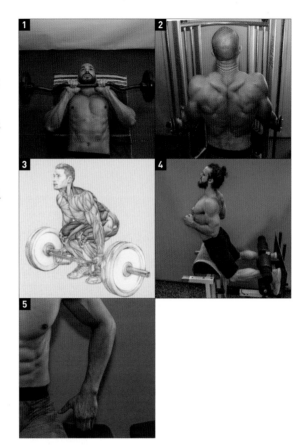

오토바이 경주

■ 주로 사용하는 근육

오토바이 경주를 할 땐 주로 하체를 사용하지만 신체 나머지 부위도 쓰이긴 한다. 전신을 모두 동원해야 균형을 잡을 수 있기 때문이다.

■ 부상 예방을 위해 강화해야 하는 부위

부상이 주로 발생하는 부위(사고로 인한 부상은 제외)는 등, 팔뚝, 무릎, 목이다.

■ 필요한 근육 운동

오토바이 경주 선수가 근육 트레이닝을 하는 가장 큰 이유는 넓적다리의 제동력을 키우기 위해서다. 또한 통증과 과사용 부상을 예방하기 위해서 하기도 한다. 따라서 세트를 마칠 때마다 짧게 쉬어 가며(약 30초-1분씩) 긴 세트를 실시하는 것이 좋다.

초급자용 프로그램

주당 1-2회씩 트레이닝하자.

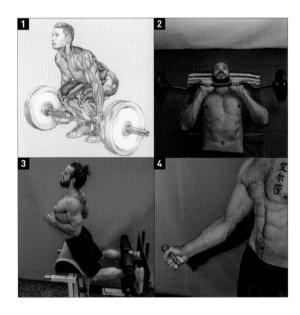

1. 트랩바나 덤벨을 사용한 스쿼트: 12-15회씩 2세트(148p)
2. JM 프레스: 10-15회씩 2세트(141p)
3. GHR: 10-15회씩 3세트(72p)
4. 악력기를 사용한 손가락 굴곡 운동: 50-100회씩 2세트(48p)

주당 최소 2회씩 트레이닝하자.

1. 트랩바나 덤벨을 사용한 스쿼트:
   12–15회씩 3세트(148p)

2. JM 프레스: 10–15회씩 3세트(141p)

3. 높이 조정이 가능한 도르래로 슈러그:
   20–30회씩 2세트(154p)

4. GHR: 10–15회씩 3세트(72p)

5. 핑거 익스텐션: 50–100회씩 2세트
   (129p)

6. 악력기를 사용한 손가락 굴곡 운동:
   50–100회씩 2세트(48p)

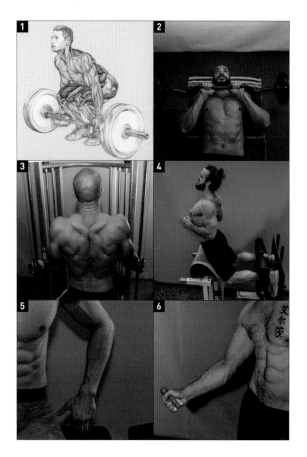

승마

■ **주로 사용하는 근육**

승마를 할 땐 넓적다리 근육의 힘으로 균형을 잡아야 한다. 또한 균형을 유지하려면 코어로 몸을 단단히 지탱해야 한다.

■ **부상 예방을 위해 강화해야 하는 부위**

부상이 주로 발생하는 부위는 등 상부, 허리, 고관절, 무릎, 발목이다.

■ **필요한 근육 운동**

승마 선수에게 제일 중요한 건 버티는 힘과 지구력이다. 따라서 많은 횟수를 서킷 방식으로 실시하며, 운동과 서킷 사이엔 짧게 휴식(몇 초)하는 것이 좋다.

초급자용 프로그램

주당 1-2회씩 트레이닝하자. 아래 운동을 서킷으로 3-5회 반복하자.

1 트랩바나 덤벨을 사용한 스쿼트: 20-30회(148p)

2 저항 밴드를 사용해서 팔로 회전에 저항하며 실시하는 스탠딩 앱 트위스트: 양쪽으로 각 20-30회(104p)

3 플랭크: 최소 1분(106p)

4 스탠딩 카프 레이즈: 20-30회(86p)

5 GHR: 20-30회(72p)

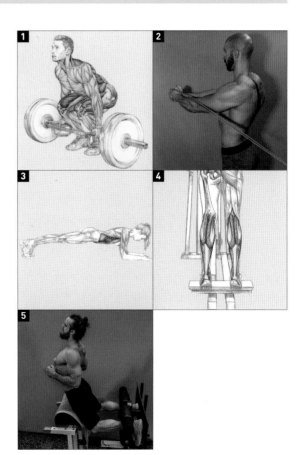

주당 최소 2회씩 트레이닝하자. 아래 운동을 서킷으로 3–4회 반복하자.

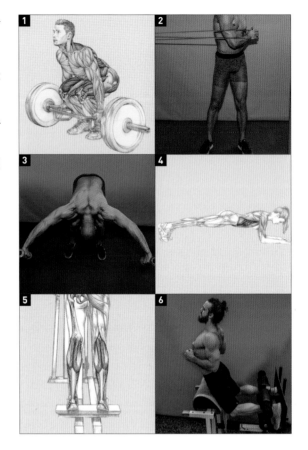

1 트랩바나 덤벨을 사용한 스쿼트: 20–30회(148p)

2 저항 밴드를 사용한 스탠딩 앱 트위스트: 양쪽으로 각 20–30회(102p)

3 벤트오버 레터럴 레이즈: 25–30회 (116p)

4 플랭크: 최소 2분(106p)

5 스탠딩 카프 레이즈: 20–30회(86p)

6 GHR: 20–30회(72p)

10

격투기에 좋은 트레이닝 프로그램

격투기

■ 주로 사용하는 근육

격투기를 할 땐 상체와 하체를 모두 사용한다. 또한 강력한 상체 회전력과 코어 근력도 필요하다.

■ 부상 예방을 위해 강화해야 하는 부위

사실상 모든 관절과 근육에 부상이 빈번하게 발생하지만 특히 목과 어깨, 등, 무릎, 발목, 고관절을 많이 다친다(상대에게 맞아서 생긴 부상은 제외).

■ 필요한 근육 운동

격투기는 폭발력과 근력, 지구력을 모두 요하는 스포츠다. 따라서 적은 횟수를 서킷 방식으로 실시하며, 운동과 서킷 사이엔 짧게 휴식(몇 초)하는 것이 좋다.

초급자용 프로그램

주당 1–2회씩 트레이닝하자. 아래 운동을 서킷으로 3–6회 반복하자.

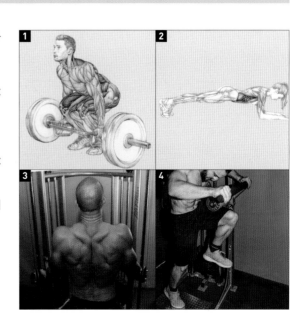

1 트랩바나 덤벨을 사용한 스쿼트: 8–12회(148p)

2 플랭크: 최소 1분(106p)

3 높이 조정이 가능한 도르래로 슈러그: 10–20회(154p)

4 선 자세로 벤트–니 레그 리프트: 다리당 8–10회(84p)

5 동시에 밀고 당기는 콤보 트위스트:
   양쪽으로 각 15-20회(152p)

6 트위스팅 싯업: 양쪽으로 각 12-20회
   (157p)

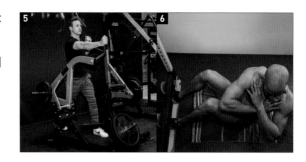

상급자용 프로그램

주당 최소 2회씩 트레이닝하자. 아래 운
동을 서킷으로 3-4회 반복하자.

1 트랩바나 덤벨을 사용한 스쿼트:
   8-12회(148p)

2 플랭크: 최소 2분(106p)

3 높이 조정이 가능한 도르래로 슈러그:
   10-20회(154p)

4 선 자세로 벤트-니 레그 리프트: 다리
   당 8-10회(84p)

5 브리지(힙 스러스트): 10-15회(144p)

6 동시에 밀고 당기는 콤보 트위스트:
   양쪽으로 각 15-20회(152p)

7 GHR: 20-30회(72p)

8 트위스팅 싯업: 양쪽으로 각 12-20회
   (157p)

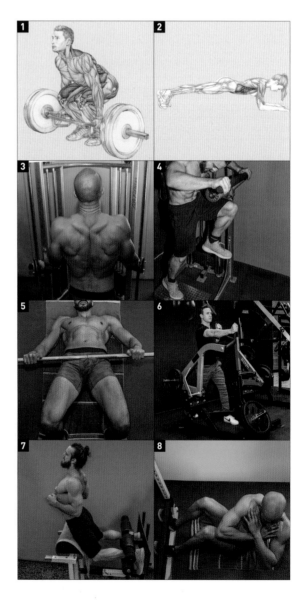

펜싱

■ 주로 사용하는 근육

펜싱을 할 땐 주로 하체와 팔, 어깨 근육을 사용한다. 또한 강력한 코어 근력도 필요하다.

■ 부상 예방을 위해 강화해야 하는 부위

부상이 주로 발생하는 부위는 어깨, 등, 고관절 회전근, 슬굴곡근, 무릎, 발목이다.

■ 필요한 근육 운동

펜싱은 폭발력과 지구력이 필요한 스포츠다. 따라서 적당한 횟수를 서킷 방식으로 실시하며, 운동과 서킷 사이엔 짧게 휴식(몇 초)하는 것이 좋다.

초급자용 프로그램

주당 1–2회씩 트레이닝하자. 아래 운동을 서킷으로 3–6회 반복하자.

1 런지: 다리당 12–20회(67p)

2 프런트 레이즈: 20–30회(118p)

3 윗몸일으키기: 20–30회(156p)

4 스탠딩 카프 레이즈: 20–30회(86p)

5 플랭크: 최소 1분(106p)

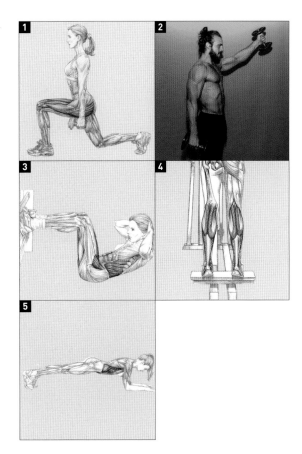

주당 최소 2회씩 트레이닝하자. 아래 운동을 서킷으로 3−4회 반복하자.

1 런지: 다리당 12−20회(67p)

2 윗몸일으키기: 20−30회(156p)

3 프런트 레이즈: 20−30회(118p)

4 스탠딩 카프 레이즈: 20−30회(86p)

5 플랭크: 최소 2분(106p)

6 GHR: 20−30회(72p)

7 저항 밴드를 사용한 스탠딩 앱 트위스트: 양쪽으로 각 20−30회(102p)

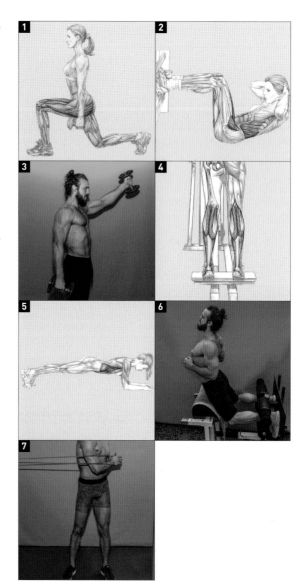

11 동계 및 산악 스포츠에 좋은 트레이닝 프로그램

계절 스포츠에 몸 적응시키기

스키 같은 계절 스포츠를 하는 선수라면 평소에 근육 트레이닝을 해서 몸을 대비시키는 것이 좋다. 처음엔 몸이 충격을 받지 않게 운동량을 적게 유지해 경미한 근육통을 극복하고, 점차 운동량을 늘려서 근육을 고강도 운동 수행에 대비시키자. 이렇게 운동 강도를 천천히 높여 나가면 실전에 바로 적응할 수 있다.

처음엔 매주 2회씩 트레이닝하다가 운동량을 점차 늘려 매일 1회씩 트레이닝하자. 그래야 본격적인 스포츠 시즌에 앞서 몸을 최대한 대비시킬 수 있다. 자신의 종목에 맞는 프로그램을 골라 따라 하면 된다. 처음엔 운동량이나 횟수를 적게하고 점차 강도를 높여가는 방식으로 트레이닝한 후에 2−3일 휴식하고 스포츠 시즌에 들어가자.

시합을 하기 힘든 여름이나 겨울에 성장하기 위한 프로그램

계절 스포츠를 하기 힘든 시기엔 남는 시간을 활용해 근력과 지구력을 최대한 키우자. 그리고 스포츠 시즌이 시작되면 근육 트레이닝의 양을 점차 줄여 나가자. 그래야 근력이나 지구력을 낭비하지 않고, 오직 시합에만 에너지를 집중할 수 있다.

다운힐 스키

■ 주로 사용하는 근육

다운힐 스키를 탈 땐 주로 하체를 사용하지만 코어 근력과 강력한 상체 회전력도 필요하다.

■ 부상 예방을 위해 강화해야 하는 부위

부상이 주로 발생하는 부위는 등, 무릎, 고관절, 발목이다.

■ 필요한 근육 운동

다운힐 스키는 근력과 지구력이 필요한 스포츠다. 따라서 많은 횟수를 서킷 방식으로 실시하며, 운동과 서킷 사이엔 짧게 휴식(몇 초)하는 것이 좋다.

초급자용 프로그램

주당 1–2회씩 트레이닝하자. 아래 운동을 서킷으로 3–6회 반복하자.

1 트랩바나 덤벨을 사용한 스쿼트: 20–30회(148p)

2 플랭크: 최소 1분(106p)

3 노르딕 햄스트링 컬: 20–30회(75p)

4 쭈그려 앉아서 카프 레이즈: 30–50회 (87p)

5 트위스팅 싯업: 양쪽으로 각 12–20회 (157p)

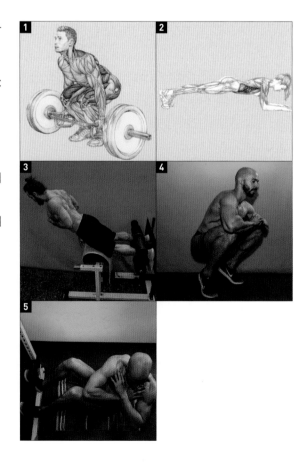

상급자용 프로그램

주당 최소 2회씩 트레이닝하자. 아래 운동을 서킷으로 3-4회 반복하자.

1 트랩바나 덤벨을 사용한 스쿼트: 20-30회(148p)

2 플랭크: 최소 2분(106p)

3 노르딕 햄스트링 컬: 20-30회(75p)

4 인터널 힙 로테이션: 20-30회(97p)

5 익스터널 힙 로테이션: 20-30회(98p)

6 쭈그려 앉아서 카프 레이즈: 15-25회(87p)

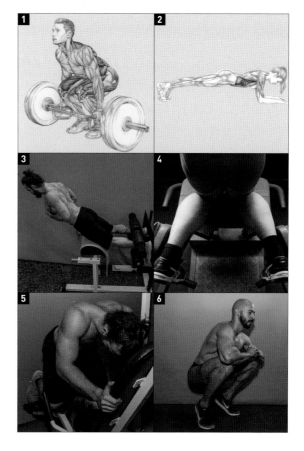

크로스컨트리 스키

■ 주로 사용하는 근육

크로스컨트리 스키를 탈 땐 주로 하체를 사용하지만 강력한 상체 회전력과 등, 팔의 근력도 필요하다. 프로 선수와 초보자를 비교해 보니 올바른 자세를 마스터하면 체력이 많이 절약된다는 사실이 밝혀졌다. 초보자는 움직임이 부정확해서 체력이 많이 소진되는데, 이럴 때 근육 트레이닝을 하면 좀더 효율적으로 스키를 탈 수 있다.

■ 부상 예방을 위해 강화해야 하는 부위

부상이 주로 발생하는 부위는 등, 무릎, 고관절, 발목이다. 팔뚝과 팔꿈치가 유독 아프고 약하다면 두 부위를 위한 별도의 강화 프로그램을 짜서 실시해도 좋다.

■ 필요한 근육 운동

크로스컨트리 스키는 지구력이 필요한 스포츠다. 하지만 언덕을 오르려면 근력도 필요하다. 따라서 많은 횟수를 서킷 방식으로 실시하며, 운동과 서킷 사이엔 짧게 휴식(몇 초)하는 것이 좋다.

초급자용 프로그램

주당 1–2회씩 트레이닝하자. 아래 운동을 서킷으로 3–6회 반복하자.

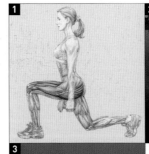 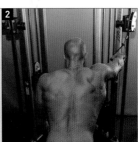 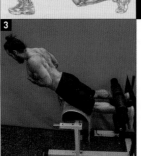

1 런지: 다리당 30–50회(67p)
2 양팔로 번갈아 당기는 스트레이트 암 풀다운: 양쪽으로 각 20–25회(115p)
3 노르딕 햄스트링 컬: 20–30회(75p)

4 스탠딩 카프 레이즈: 30–50회(86p)

5 트위스팅 싯업: 양쪽으로 각 12–20회
(157p)

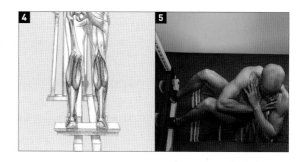

상급자용 프로그램

주당 최소 2회씩 트레이닝하자. 아래 운
동을 서킷으로 3–4회 반복하자.

1 런지: 다리당 25–50회(67p)

2 양팔로 번갈아 당기는 스트레이트 암
풀다운: 양쪽으로 각 20–25회(115p)

3 선 자세로 벤트–니 레그 리프트: 다리
당 20–30회(84p)

4 노르딕 햄스트링 컬: 20–30회(75p)

5 인터널 힙 로테이션: 20–30회(97p)

6 익스터널 힙 로테이션: 20–30회(98p)

7 스탠딩 카프 레이즈: 30–50회(86p)

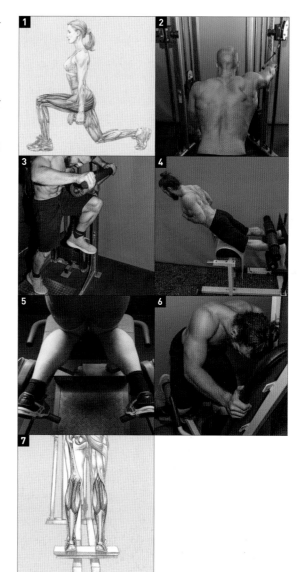

하키와 스케이트

■ 주로 사용하는 근육

하키를 할 땐 주로 하체를 사용하지만 강력한 상체 회전력과 등, 팔, 어깨의 근력도 필요하다.

■ 부상 예방을 위해 강화해야 하는 부위

부상이 주로 발생하는 부위는 등, 어깨, 무릎, 고관절이다. 발뚝이 유독 아프고 약하다면 별도의 강화 프로그램을 짜서 실시해도 좋다.

■ 필요한 근육 운동

하키와 스케이트는 폭발력과 지구력이 필요한 스포츠다. 따라서 적당한 횟수를 서킷 방식으로 실시하며, 운동과 서킷 사이엔 짧게 휴식(몇 초)하는 것이 좋다.

초급자용 프로그램

주당 1–2회씩 트레이닝하자. 아래 운동을 서킷으로 3–6회 반복하자.

1. 동시에 밀고 당기는 콤보 트위스트: 양쪽으로 각 15–20회(152p)

2. 사이드 런지: 다리당 15–20회(68p)

3. GHR: 20–30회(72p)

4. 스탠딩 카프 레이즈: 30–50회(86p)

5. 트위스팅 싯업: 양쪽으로 각 12–20회 (157p)

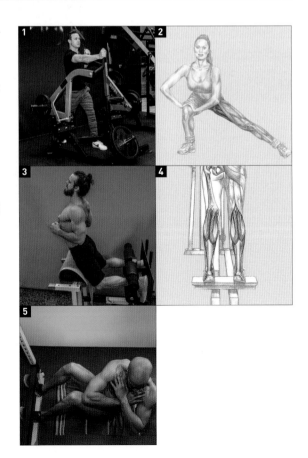

주당 최소 2회씩 트레이닝하자. 아래 운동을 서킷으로 3-4회 반복하자.

1 동시에 밀고 당기는 콤보 트위스트: 양쪽으로 각 15-20회(152p)

2 사이드 런지: 다리당 15-20회(68p)

3 선 자세로 벤트-니 레그 리프트: 다리당 12-20회(84p)

4 GHR: 20-30회(72p)

5 인터널 힙 로테이션: 20-30회(97p)

6 익스터널 힙 로테이션: 20-30회(98p)

7 스탠딩 카프 레이즈: 30-50회(86p)

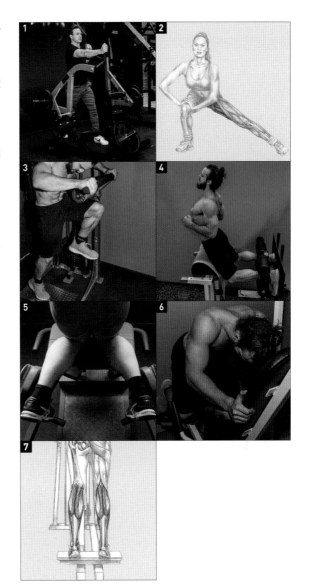

클라이밍

■ **주로 사용하는 근육**

클라이밍을 할 땐 전신이 모두 사용된다. 그중에서도 특히 튼튼한 팔뚝이 중요하다.

■ **부상 예방을 위해 강화해야 하는 부위**

부상이 주로 발생하는 부위는 등, 어깨, 고관절 회진근, 팔뚝, 손이다.

■ **필요한 근육 운동**

클라이밍은 근력과 유연성, 지구력이 필요한 스포츠다. 따라서 적당한 횟수를 서킷 방식으로 실시하며, 운동과 서킷 사이엔 짧게 휴식(몇 초)하는 것이 좋다.

초급자용 프로그램

주당 1–2회씩 트레이닝하자. 아래 운동을 서킷으로 3–6회 반복하자.

1 사이드 런지: 다리당 20–30회(68p)

2 풀업: 20–40회(111p)

3 선 자세로 최대한 높이 벤트–니 레그 리프트: 다리당 20–30회(84p)

4 리버스 컬: 20–30회(133p)

5 트위스팅 싯업: 양쪽으로 각 12–20회 (157p)

6 악력기를 사용한 손가락 굴곡 운동: 20–30회(48p)

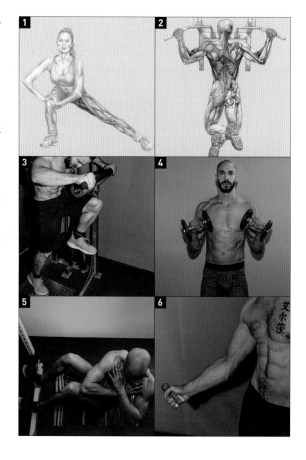

주당 최소 2회씩 트레이닝하자. 아래 운동을 서킷으로 3–4회 반복하자.

1 사이드 런지: 다리당 20–30회(68p)

2 풀업: 20–40회(111p)

3 선 자세로 최대한 높이 벤트–니 레그 리프트: 다리당 20–30회(84p)

4 리버스 컬: 20–30회(133p)

5 GHR: 20–30회(72p)

6 트위스팅 싯업: 양쪽으로 각 12–20회 (157p)

7 악력기를 사용한 손가락 굴곡 운동: 20–30회(48p)

8 스탠딩 카프 레이즈: 20–30회(86p)

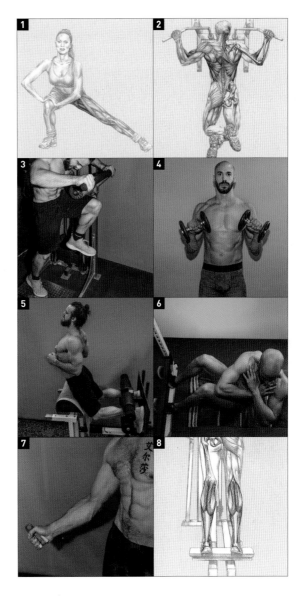

트레이닝 후에 실시하는 회복 프로그램

트레이닝을 마친 후에 충분히 회복하려면 가벼운 중량으로 특정 동작을 수차례 반복해야 한다. 그래야 혈액 순환 부족으로 회복이 더딘 조직에 양분을 공급할 수 있다. 중량을 드는 것보다 관절에 충격이 적은 저항 밴드를 사용하는 것이 좋고, 스트레칭은 꼭 필요할 때만 하자.

이어서 소개할 프로그램은 집에서 해도 되고, 트레이닝한 날 저녁에 해도 되고, 트레이닝하지 않는 날에 해도 좋다. 이 프로그램을 따라 하면 최상의 몸 상태로, 평소보다 빨리 다음 트레이닝을 할 수 있을 것이다. 마라톤을 뛰고 나면 발의 모양이 바뀌는데, 발의 모든 근육이 회복돼 원래대로 돌아가려면 적어도 일주일 이상이 걸린다고 한다. 근육 트레이닝으로 근육을 강화하면 이런 변형을 막고, 원상태로 더 빨리 돌아가 부상 위험을 최소화할 수 있다.

이전 운동 때문에 아직 근육통이 느껴져도 트레이닝을 해야 할까?

근육통은 근육이 손상되어 나타나는 것으로, 근육 내 혈액 순환을 방해하여 회복을 더디게 한다. 트레이닝하면 혈액 순환이 촉진돼 정반대의 효과가 날 거라고 생각한 사람도 있겠지만, 고강도 근육 운동을 하고 나면 이러한 이유로 회복 속도가 더뎌진다. 근육통이 발생하면 근육에 산소가 부족해 에너지가 빨리 소진되기 때문에 운동 수행 능력이 감소한다. 따라서 이렇게 운동하기 안 좋은 몸 상태일 땐 회복에 좋은 프로그램을 실시하는 것이 좋다.

휴식 없이 서킷 방식으로 1회 실시하자.

1️⃣ 저항 밴드로 인터널 숄더 로테이션:
100–200회(119p)

2️⃣ 저항 밴드로 익스터널 숄더 로테이션:
100–200회(120p)

3️⃣ 팔뚝 신근 근막 마사지: 최소 1분(109p)

4️⃣ 팔뚝 굴근 근막 마사지: 최소 1분(110p)

5️⃣ 풀업바에 매달리기(풀업바가 없으면
벤치나 의자 뒷면, 탁자 모서리에 상
체를 기대고 몸을 늘어트리자): 최소
30초(45p)

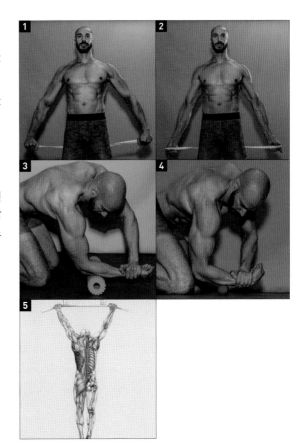

휴식 없이 서킷 방식으로 1회 실시하자.

1. 수건을 사용한 고관절 회전근 웜업(어려우면 앉아서): 150–300회(93p)

2. 앉아서 레그 컬: 100–200회(82p)

3. 수건 컬: 100–200회(89p)

4. 도구 없이 맨발로 바닥에서 카프 레이즈: 100–200회(86p)

5. 공으로 발바닥 마사지: 한쪽 발에 최소 1분씩(90p)

6. 전경골근 마사지: 다리당 최소 1분 (91p)

7. 풀업 바에 매달리기: 최소 30초(45p)

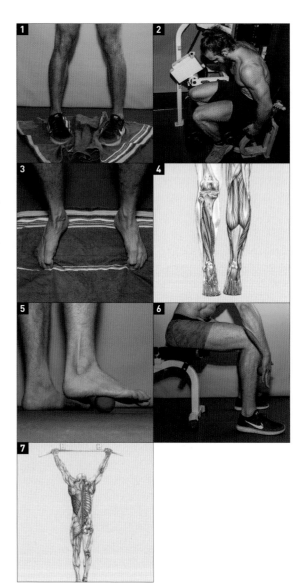

INDEX | 인덱스

REFERENCES | 참고문헌

PART 1

달리기 종목

어떻게 해야 할까?

1. Seitz LB. « Increases in lower-body strength transfer positively to sprint performance : a systematic review with meta-analysis ». Sports Med, 2014. 44 : 1693.

근육 트레이닝을 하면 왜 달리는 속도가 빨라질까?

2. Pincheira PA. « The repeated bout effect can occur without mechanical and uromuscular changes after a bout of eccentric exercise ». Scand J Med Sci Sports, mai 2018.

3. Mohr M. « Muscle damage, inflammatory, immune and performance responses to three football games in 1 week in competitive male players ». Eur J Appl Physiol, 2016. 116 : 179.

4. Lauersen JB. « The effectiveness of exercise interventions to prevent sports injuries : a systematic review and meta-analysis of randomised controlled trials ». Br J Sports Med, 2014. 48 : 871.

5. Malone S. « Can the workload–injury relationship be moderated by improved strength, speed and repeated-sprint qualities ». J Sci Med Sport, 2018.

6. Jakobsen JR. « Remodeling of muscle fibres approaching the human myotendinous junction ». Scand J Med Sci Sports, 2018.

7. Schaefer D. « Does lean mass asymmetry influence impulse and peak force asymmetry during landing in collegiate athletes ». J Strength Cond Res, 2017. 31 (suppl. 1) : s13.

8. Lieber RL. « Biomechanical Response of Skeletal Muscle to Eccentric Contractions ». J Sport Health Sci, 2018.

9. Aagaard P. « Spinal and supraspinal control of motor function during maximal eccentric muscle contraction : Effects of resistance training ». J Sport Health Sci, 2018.

10. Milton H. « One day per week of strength training improves running biomechnics ». J Strength Cond Res, 2017. 31 (suppl. 1) : s10.

11. Maas E. « Novice runners show greater changes in kinematics with fatigue compared with competitive runners ». Sports Biomech, 2018. 17.

12. Belz J. « Stress and risk for depression in competitive athletes suffering from back pain – Do age and gender matter ». Eur J Sport Sci, 2018.

13. Bodine LE. « The Relationship Between Depression Symptoms, Pain and Athletic Identity in Division II NCAA Athletes at Preseason ». J Athl Train, 2018. 53 (suppl.) : S-198.

14. Aagaard P. « Increased rate of force development and neural drive of human skeletal muscle following resistance training ». J Appl Physiol, 2002. 93 : 1318.

15. Faherty M. « Changes in Lower Extremity Musculoskeletal and Neuromuscular Characteristics Are Associated With History of Lower Extremity Musculoskeletal Injury in Intercollegiate Athletes ». J Athl Train, 2018. 53 (suppl.) : S-125.

16. Clifton DR. « Functional Asymmetries and Lower Extremity Injury : Direct and Indirect Effects ». J Athl Train, 2018. 53 (suppl.) : S-135.

17. Semrow KM. « Preseason Risk Factors to Predict Lower Extremity Musculoskeletal Injuries in College Athletics ». J Athl Train, 2018. 53 (suppl.) : S-131.

18. Paavolainen L. « Explosive-strength training improves 5-km running time by improving running economy and muscle power ». J Appl Physiol, 1999. 86 : 1527.

19. Blagrove RC. « Effects of Strength Training on the Physiological Determinants of Middle- and Long-Distance Running Performance : A Systematic Review ». Sports Med, 2018. 48 : 1117.

20. Beattie K. « The effect of strength training on performance indicators in distance runners ». J Strength Cond Res, 2017. 31 : 9.

21. Sterczala A. « The effects of eight weeks of resistance training on motor unit behavior of the vastus lateralis ». J Strength Cond Res, 2017. 31 (suppl. 1) : s3.

22. Sedano S. ≪ Concurrent training in elite male runners : The influence of strength versus muscular endurance training on performance outcomes ≫. J Strength Cond Res, 2013. 27 : 2433.

23. Hoff J. ≪ Maximal strength training improves aerobic endurance performance ≫. Scand J Med Sci Sports, 2002. 12 : 288.

24. Presland JD. ≪ The effect of Nordic hamstring exercise training volume on biceps femoris long head architectural adaptation

어떤 근육에 초점을 맞춰 근육 트레이닝을 해야 할까?

25. Beardsley C. ≪ The increasing role of the hip extensor musculature with heavier compound lower-body movements and more explosive sport actions ≫. Strength Cond J, 2014. 36 : 49.

26. Macadam P. ≪ The role of arm mechanics during sprint-running : a review of the literature and practical applications ≫. Strength Cond J, 2018.

27. Van Wessel T. ≪ The muscle fibre type-fibre size paradox: Hypertrophy or oxidative metabolism ≫. Eur J Appl Physiol, 2010. 110 : 665.

28. Colyer SL. ≪ Kinetic demands of sprinting shift across the acceleration phase : novel analysis of entire force waveforms ≫. Scand J Med Sci Sports, 2018.

29. Abdelsattar M. ≪ Relationship between Achilles Tendon Stiffness and Ground Contact Time during Drop Jumps ≫. J Sports Sci Med, 2018. 17 : 223.

30. Ueno H. ≪ Potential Relationship between Passive Plantar Flexor Stiffness and Running Performance ≫. Int J Sports Med, 2018. 39 : 204.

31. Takahashi C. ≪ Potential relationship between passive plantar flexor stiffness and sprint performance in sprinters ≫. Phys Ther Sport, 2018. 32 : 54.

32. Hunter GR. ≪ Tendon length and joint flexibility are related to running economy ≫. Med Sci Sports Exerc, 2011. 43 : 1492.

33. Ueno H. ≪ Relationship between Achilles tendon length and running performance in welltrained male endurance runners ≫. Scand J Med Sci Sports, 2018. 28 : 446.

34. Kunimasa Y. ≪ Specific muscle-tendon architecture in elite Kenyan distance runners ≫. Scand J Med Sci Sports, 2014. 24 : e269.

35. Hunter GR. ≪ Muscle fiber type, Achillestendon length, potentiation, and running eco

더 빨리 달리게 해주는 숨겨진 근육들

36. Copaver K. ≪ The effects of psoas major and lumbar lordosis on hip flexion and sprint performance ≫. Res Q Exerc Sport, 2012. 83 : 160.

37. Okutani H. ≪ Morphological characteristics of the psoas major muscle of 110-m hurdlers ≫. J Sports Sci, 2016. 34(sup 1) : S39.

38. Penning L. ≪ Psoas muscle and lumbar spine stability : a concept uniting existing controversies. Critical review and hypothesis ≫. Eur Spine J, 2000. 9 : 577.

39. Park RJ. ≪ Changes in Regional Activity of the Psoas Major and Quadratus Lumborum With Voluntary Trunk and Hip Tasks and Different Spinal Curvatures in Sitting ≫. J Orthop Sports Phys Ther, 2013. 43 : 74.

40. Regev GJ. ≪ Psoas muscle architectural design, in vivo sarcomere length range, and passive tensile properties support its role as a lumbar spine stabilizer ≫. Spine, 2011. 36 : E1666.

41. Hides JA. ≪ Psoas and quadratus lumborum muscle asymmetry among elite Australian football league players ≫. Br J Sports Med, 2010. 44 : 563.

42. Perle JF. ≪ Electromyographic Activation Of Quadriceps In Single And Multi-joint Exercises ≫. Med Sci Sports Exerc, 2017. 49 (5S) : 192.

부상의 원인과 예방

43. Brusco CM. ≪ The effects of flexibility training on exercise induced muscle damage in young men with limited hamstrings flexibility ≫. Scand J Med Sci Sports, 2018.

44. Hegyi A. ≪ Region-dependent hamstrings activity in Nordic hamstring exercise and stiff-leg deadlift defined with high-density electromyography ≫. Scand J Med Sci Sports, 2018. 28 : 992.

45. Bridgeman LA. ≪ Relationships between concentric and eccentric strength and countermovement jump performance in resistance trained men ≫. J Strength Cond Res, 2018. 32 : 255.

46. Coratella G. ≪ Specific adaptations in performance and muscle architecture after weighted jump-squat vs. body mass squat jump training in recreational soccer players ≫. J Strength Cond Res, 2018. 32 : 921.

47. Alonso-Fernandez D. ≪ Changes in muscle architecture of biceps femoris induced by eccentric strength training with nordic hamstring exercise ≫. Scand J Med Sci Sports, 2018. 28 : 88.

48. Alt T. ≪ Velocity-specific and time-dependent adaptations following a standardized Nordic Hamstring Exercise training ≫. Scand J Med Sci Sports, 2018. 28 : 65.

49. Coratella G. ≪ Greater fatigability in kneeflexors vs. knee-extensors after a standardized fatiguing protocol ≫. Eur J Sport Sci, 2018. 50. Coratella G. ≪ Running fatiguing protocol affects peak torque joint angle and peak torque differently in hamstrings vs. quadriceps ≫. Sport Sci Health, 2018. 14 : 193.

단체 구기 종목

고관절 운동

1. Morcelli MH. ≪ Hip muscles strength and activation in older fallers and non-fallers ≫. Am J Sports Med, 2015. 43 : 1316.

고관절의 대표적인 문제들

2. Orchard JW. ≪ Men at higher risk of groin injuries in elite team sports : a systematic

review ≫. Br J Sports Med, 2015. 49 : 798.

3. Audenaert EA. ≪ Hip morphological characteristics and range of internal rotation in femoroacetabular impingement ≫. Am J Sports Med, 2012. 40 : 1329.

4. Hafiz E. ≪ Do Anatomical Or Other Hip Characteristics Predispose To Lower Limb Musculoskeletal Injury A Systematic Review ≫. Med Sci Sports Exerc, 2013. 45 (suppl. 1) : S5.

5. Hanney W. ≪ Body weight adjusted hip strength ratios in the weight training population ≫. J Strength Cond Res, 2014. 28 : 71.

6. Kemp JL. ≪ Greater understanding of normal hip physical function may guide clinicians in providing targeted rehabilitation programs ≫. J Sci Med Sport, 2013. 16 : 292. 7. Mosler AB. ≪ Which factors differentiate athletes with hip/groin pain from those without A systematic review with meta-analysis ≫. Br J Sports Med, 2015. 49 : 810.

8. Jensen J. ≪ Eccentric strengthening effect of hip-adductor training with elastic bands in soccer players : a randomised controlled trial ≫. Br J Sports Med, 2014. 48 : 332.

9. Whittaker JL. ≪ Risk factors for groin injury in sport : an updated systematic review ≫. Br J Sports Med, 2015. 49 : 803.

10. Hrysomallis C. ≪ Hip Adductors' Strength, Flexibility, and Injury Risk ≫. J Strength Cond Res, 2009. 23 : 1514.

11. Piva SR. ≪ Strength around the hip and flexibility of soft tissues in individuals with and without patellofemoral pain syndrome ≫. J Orthop Sports Phys Ther, 2005. 35 : 793.

12. Jeon HJ. ≪ Effectiveness Of Hip Abductor Strengthening On Patellofemoral Pain Syndrome Patients : A Meta-Analysis ≫. J Athl Train, 2014. 49 (suppl.) S-203.

13. Dolak KL. ≪ Hip strengthening prior to functional exercises reduces pain sooner than quadriceps strengthening in females with patellofemoral pain syndrome : a randomized clinical trial ≫. J Orthop Sports Phys Ther, 2011. 41 : 560.

14. DeJong A. ≪ Ultrasound Imaging Reveals Gluteal Muscle Changes During Gait in Healthy Individuals With Medial Knee Displacement ≫. J Athl Train, 2018. 53 (suppl.) S-258.

15. Stearns KM. ≪ Improvements in Hip Muscle

Performance Result in Increased Use of the Hip Extensors and Abductors During a Landing Task ≫. Am J Sports Med, 2014. 42 : 602.

16. Powers CM. ≪ Hip Strength as a Predictor of Ankle Sprains in Male Soccer Players : A Prospective Study ≫. J Athl Train, 2017. 52 : 1048.

17. Dix J. ≪ The relationship between hip muscle strength and dynamic knee valgus in asymptomatic females : A systematic review ≫. Phys Ther Sport, 2018.

18. Noriega-Guerra A. ≪ Muscle Chains Stretching Effect for Chronic Pubalgia in Athletes ≫. J Athl Train, 2017. 52 : 874.

19. Dupre T. ≪ Does inside passing contribute to the high incidence of groin injuries in soccer A biomechanical analysis ≫. J Sports Sci, 2018. 36. 20. Evans KL. ≪ Reduced severity of lumbopelvic- hip injuries in professional Rugby Union players following tailored preventative programmes ≫. J Sports Sci Med, 2018. 21 : 274.

21. Larruskain J. ≪ A comparison of injuries in elite male and female football players : A fiveseason prospective study ≫. Scand J Med Sci Sports, 2017.

슬굴곡근은 어떻게 십자인대를 보호하는가?

22. Solomonow M. ≪ The synergistic action of the anterior cruciate ligament and thigh muscles in maintaining joint stability ≫. Am J Sports Med, 1987. 15 : 207.

골프처럼 몸을 회전하는 종목

1. Walsh BA. ≪ Golf-related injuries treated in United States emergency departments ≫. Am J Emerg Med, 2017. 35 : 1666.

요통: 골프의 모순

2. Harrison K. ≪ Low Back Pain in Recreational Golfers ≫. J Athl Train, 2018. 53 (suppl.) : S-355.

복부 및 허리 근육의 힘을 키우자

3. Vleeming A. ≪ The functional coupling of the deep abdominal and paraspinal muscles : the effects of simulated paraspinal muscle contraction on force transfer to the middle and posterior layer of the thoracolumbar fascia ≫.J Anat, 2014. 225.

4. Martuscello JM. ≪ Systematic review of core muscle activity during physical fitness exercises ≫. J Strength Cond Res, 2013. 27 : 1684.

어깨를 충분히 풀고 강화하자

5. Lee CH. ≪ Features of Golf-Related Shoulder Pain in Korean Amateur Golfers ≫. Ann Rehabil Med, 2017. 41 : 394.

수영 및 수상 경기

수영에 사용되는 근육

1. Antonio J. ≪ Bone Mineral Density in Competitive Athletes ≫. J Exerc Nutr, 2018. 1.

선수들의 어깨 통증 이해하기

2. Timmons MK. ≪ Fatigue of the Lower Trapezius Produces Decreased Acromial Humeral Distance ≫. J Athl Train, 2018. 53 (suppl.) : S-185

3. Gaudet S. ≪ Evolution of muscular fatigue in periscapular and rotator cuff muscles during isokinetic shoulder rotations ≫. J Sports Sci, 2018. 36.

어깨 통증을 극복하기 위한 근육 트레이닝

4. Paulson G. ≪ The Effects of a Shoulder Strengthening Program on Scapular Positioning in Collegiate Swimmers ≫. J Athl Train, 2018. 53 (suppl.) : S-180.

라켓 및 투척 경기

팔꿈치 통증과 테니스엘보

1. Pexa BS. ≪ The Effects of Loading Parameters and Elbow Flexion Angle on Medial Elbow Joint Space ≫. J Athl Train, 2018. 53 (suppl.) : S-182.

사이클 및 도로 경기

근육 트레이닝이 사이클 선수의 지구력에 미치는 영향

1. Sunde A. ≪ Maximal strength training improves cycling economy in competitive cyclists ≫. J Strength Cond Res, 2010. 24 : 2157.

2. Yamamoto LM. ≪ The effects of resistance training on road cycling performance among highly trained cyclists : a systematic review ≫. J Strength Cond Res, 2010. 24 : 560.

3. Trevino M. ≪ The effects of 10 weeks of continuous cycling on maximal aerobic capacity and motor unit behavior of the vastus lateralis ≫. J Strength Cond Res, 2017. 31

(suppl. 1) : S2.

4. Sterczala A. ≪ The effects of eight weeks of resistance training on motor unit behavior of the vastus lateralis ≫. J Strength Cond Res, 2017. 31(suppl. 1) : S3.

부상의 원인과 예방

5. Bini RR. ≪ Potential factors associated with knee pain in cyclists : a systematic review ≫. Open Access J Sports Med, 2018. 9 : 99.

6. Sabo D. ≪ Bone quality in the lumbar spine in high-performance athletes ≫. Eur Spine J, 1996. 5 : 258.

7. Mathis SL. ≪ Resistance training is associated with higher lumbar spine and hip bone mineral density in competitive male cyclists ≫. J Strength Cond Res, 2018. 32 : 274.

격투기

1. Delavier F., Gundill M., Musculation pour le fight et les sports de combat, Editions Vigot, 2012.

부상의 원인과 예방

2. Del Vecchio FB. ≪ Blessures dans les arts martiaux et les sports de combat : prevalence, caracteristiques et mecanismes ≫. Sci Sports, 2018. 33 : 158.

3. Cimen Polat S. ≪ Analysis of the Relationship between Elite Wrestlers' Leg Strength and Balance Performance, and Injury History ≫. Sports, 2018. 6 : 35.

PART 2

달리기에 좋은 운동

글루트-햄 레이즈(GHR), 레이저 컬, 노르딕 햄스트링 컬

1. Oliver GD. ≪ Comparison of hamstring and gluteus muscles electromyographic activity while performing the razor curl vs. the traditional prone hamstring curl ≫. J Strength Cond Res, 2009. 23 : 2250.

스탠딩 카프 레이즈

2. Mock S. ≪ Correlation of dynamic strength in the standing calf raise with sprinting performance in consecutive sections up to 30 meters ≫. Res Sports Med, 2018.

3. Geremia JM. ≪ Effects of high loading by eccentric triceps surae training on Achilles tendon properties in humans ≫. Eur J Appl Physiol, 2018. 118 : 1725.

4. Lee SSM. ≪ Built for speed : musculoskeletal structure and sprinting ability ≫. J Exp Biol, 2009. 212 : 3700.

5. Nedimyer AK. ≪ Foot Intrinsic Muscle Function and Activation, and Exercise Related Leg Pain in Runners ≫. J Athl Train, 2018. 53 (suppl.) S-149.

수건 컬

6. Takashi S. ≪ Effect of the towel curl exercise on the medial longitudinal arch of the foot ≫. Phys Ther Sport, 2017. 28 : e15.

단체 구기 종목에 좋은 운동

1. Katis A. ≪ Bilateral Leg Differences in Soccer Kick

Kinematics Following Exhaustive Running Fatigue ≫. Asian J Sports Med, 2017. 8 : e33680.

골프처럼 몸을 회전하는 스포츠에 좋은 운동

플랭크

1. Whyte EF. ≪ Effects of a dynamic core stability program on the biomechanics of cutting maneuvers : A randomized controlled trial ≫. Scand J Med Sci Sports, 2017.

2. Gonzalez SL. ≪ Risk Factors of Low Back Pain in Female Collegiate Rowers ≫. J Athl Train, 2017. 52 (suppl.) : S-31.

3. Raabe ME. ≪ Biomechanical consequences of running with deep core muscle weakness ≫. J Biomech, 2018.

4. Lipinski CL. ≪ Surface electromyography of the forearm musculature during an overhead throwing rehabilitation progression program ≫. Phys Ther Sport, 2018.

5. Aboodarda SJ. ≪ Pain pressure threshold of a muscle tender spot increases following local and non-local rolling massage ≫. BMC Musculoskelet Disord, 2015. 16 : 265.

6. Cavanaugh MT. ≪ An acute session of roller massage prolongs voluntary torque development and diminishes evoked pain ≫. Eur J Appl Physiol, 2017. 117 : 109.

격투기에 좋은 운동

1. Fimland AV. ≪ Electromyographic Comparison Of Barbell Deadlift, Hex Bar Deadlift And Hip Thrust Exercises : A Cross-Over Study ≫. J Strength Cond Res, 2017.

트랩바나 데드리프트 머신을 사용한 스쿼트

2. Choe K. ≪ Comparing the back squat and deadlift ≫. J Strength Cond Res, 2017. 31 (suppl. 1) : s13.

3. Snyder B. ≪ Comparison of muscle activity during the olympic deadlift and a walk-in deadlift machine ≫. J Strength Cond Res, 2014. 28.

4. Swinton PA. ≪ A Biomechanical Analysis of Straight and Hexagonal Barbell Deadlifts Using Submaximal Loads ≫. J Strength Cond Res, 2011. 25 : 2000.

PART 3

운동 준비하기

1. Serra R. ≪ The Influence Weekly Resistance Training Frequency on Strength and Body Composition ≫. Int J Sports Sci, 2018. 8 : 19.

2. Moran-Navarro R. ≪ Time course of recovery following resistance training leading or not to failure ≫. Eur J Appl Physiol, 2017. 117 : 2387.

근육 트레이닝이나 스포츠 시합 전에 하는 웜업 프로그램

3. Nickerson B. ≪ Effect of cluster set warm-up configurations on sprint performance in collegiate male soccer players ≫. Physiol Appl Nutr Métab, 2018.

4. Dello Iacono A. ≪ Loaded hip thrust-based PAP protocol effects on acceleration and sprint performance of handball players ≫. J Sports Sci, 2107.

특정 부위에 좋은 운동 프로그램

5. Colston MA. ≪ Lumbar Multifidus Cross Sectional Area as a Possible Predictor of Injury

Among College Football Players ≫. J Athl Train, 2018. 53 (suppl.) : S-103.

6. Joel Mason J. ≪ Ipsilateral corticomotor responses are confined to the homologous muscle following cross-education of muscular strength ≫. Physiol Appl Nutr Métab, 2018. 43 : 11.

7. Del Bel MJ. ≪ A hierarchy in functional muscle roles at the knee is influenced by sex and anterior cruciate ligament deficiency ≫. Clin Biochem, 2018. 57 : 129.

8. Omi Y. ≪ Effect of Hip-Focused Injury Prevention

Training for Anterior Cruciate Ligament Injury Reduction in Female Basketball Players : A 12-Year Prospective Intervention Study ≫. Am J Sports Med, 2018. 46 : 852.

9. Smith BI. ≪ Effects of Hip Strengthening on Neuromuscular Control, Hip Strength, and Self-Reported Functional Deficits in Individuals With Chronic Ankle Instability ≫. J Sport Rehab, 2018. 27.

10. Lee JWY. ≪ Eccentric hamstring strength deficit and poor hamstring-to-quadriceps ratio are risk factors for hamstring strain injury in football : A prospective study of 146 professional players ≫. J Sports Sci Med, 2018. 21.

11. Lantto I. ≪ Epidemiology of Achilles tendon ruptures : Increasing incidence over a 33-year period ≫. Scand J Med Sci Sports, 2015. 25 : e133.

스포츠 훈련 프로그램

12. Mole JL. ≪ The effect of transversus abdominis activation on exercise-related transient abdominal pain ≫. J Sci Med Sport, 2014. 17 : 261.

13. Collins J. ≪ Football nutrition : time for a new consensus ≫. BJSM, 2017. 51 : 1577.

14. Inacio Salles J. ≪ Effect of specific exercise strategy on strength and proprioception in volleyball players with infraspinatus muscle atrophy ≫. Scand J Med Sci Sports, 2018.

15. Sheehan WB. ≪ Examination of the neuromechanical factors contributing to golf swing performance ≫. J Sports Sci, 2018.

16. Kaur Grover J. ≪ Prevalence of Shoulder Pain in Competitive Archery ≫. Asian J Sports Med, 2017. 8 : e40971.

17. Kojima T. ≪ Lumbar intervertebral disc degeneration in professional surfers ≫. Sports

Orthop Traumato, 2018.

18. Furness J. ≪ Profiling Shoulder Strength in Competitive Surfers ≫. Sports, 2018. 6 : 52.

19. Lamborn LC. ≪ Trunk Performance in Players With Superior and Poor Serve Mechanics

≫. J Athl Train, 2016. 51 (Suppl) : S-80.

20. Gescheit DT. ≪ A multi-year injury epidemiology analysis of an elite national junior tennis program ≫. J Sports Sci Med, 2018.

21. Nodehi-Moghadam A. ≪ A Comparative Study on Shoulder Rotational Strength, Range of Motion and Proprioception between the Throwing Athletes and Non-athletic Persons ≫.

Asian J Sports Med, 2013. 4 : 34.

22. Pellegrini B. ≪ CrossÐcountry skiing movement factorization to explore relationships between skiing economy and athletes' skills ≫. Scand J Med Sci Sports, 2017.

트레이닝 후에 실시하는 회복 프로그램

23. Fukano M. ≪ Foot posture alteration and recovery following a full marathon run ≫. Eur J Sport Science, 2018.

24. Souza-Silva E. ≪ Blood flow after contraction and cuff occlusion is reduced in subjects with muscle soreness after eccentric exercise ≫. Scand J Med Sci in Sports, 2018.

근육운동가이드
스포츠 트레이닝

1판 1쇄 | 2021년 6월 28일
1판 2쇄 | 2024년 3월 18일
지 은 이 | 프레데릭 데라비에·마이클 건딜
옮 긴 이 | 정구중·이창섭
발 행 인 | 김인태
발 행 처 | 삼호미디어
등   록 | 1993년 10월 12일 제21-494호
주   소 | 서울특별시 서초구 강남대로 545-21 거림빌딩 4층
          www.samhomedia.com
전   화 | (02)544-9456(영업부) / (02)544-9457(편집기획부)
팩   스 | (02)512-3593

ISBN 978-89-7849-640-7 (13510)

Copyright 2021 by SAMHO MEDIA PUBLISHING CO.